U0253359

权五吉老师讲述的

令人惊叹的

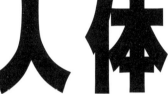

人体

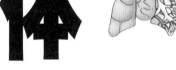

故事

著：权五吉
图：朴钟镐
译：李成鹤

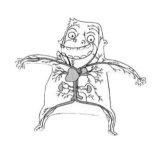

中国大百科全书出版社

图书在版编目（CIP）数据

令人惊叹的人体故事 /（韩）权五吉著；李成鹤译. --北京：中国大百科全书出版社，2016.7

（神奇的生物故事）

ISBN 978-7-5000-9890-4

Ⅰ. ①令… Ⅱ. ①权… ②李… Ⅲ. ①人体-少儿读物 Ⅳ. ①R32-49

中国版本图书馆CIP数据核字(2016)第125680号

北京市版权局著作权登记号　图字：01-2016-3728

2012韩国Applebee 出版有限公司版权所有

(2012 Applebee Publishing Inc., Korea)

责任编辑：王　宇
责任印制：李宝丰

中国大百科全书出版社 出版发行
地　址：北京阜成门北大街17号
邮　编：100037　电　话：010-68315606
网　址：http://www.ecph.com.cn
印　刷：保定市正大印刷有限公司
开本：16　印张：13.5　字数：135千
2016年7月第1版　2018年11月第3次印刷

ISBN 978-7-5000-9890-4　定价：45.00元
本书如有印装质量问题，可与出版社联系调换。

读书还是不读书，自古以来有不同的说法。

万般皆下品，唯有读书高；知识就是力量；读书改变命运；腹有诗书气自华……这是肯定的说法。

从来名士皆耽酒，自古英雄不读书；百无一用是书生；然则君之所读者，古人之糟粕已夫……这是另一类说法。

书是生活的记录，世界的映象。最大的快乐在于从书中重新发现世界，从世界与生活中体会书籍内涵。

但书是语言文字符号的载体，而不是直观的世界。书的长处与短处，都在这里。

符号的世界，已经充满了人的灵性、思维性、能动性、主体性，它有一种条理性、清明性、理想性、概括性、稳定性、集中性、强烈性、想象性、延伸性、创造性，中国老百姓的说法，叫作"白纸黑字"写着的，它的负责性与恒定性，都是其他媒介所达不到的。所以说，书是非读不可的。

完全沉浸在符号中，丧失了生活实感，当然也出丑，可悲。

为了开启民智，为了推行法治，为了"中国梦"的实现，必须读书。读书不可替代，经验、资格、勇敢、聪明、运气、财产，都不能代替读书。

读书正在受到挑战与考验。网络与多媒体正以它们的便捷性排挤人们的读书习惯。但是网络浏览不能代替深度攻读，音像制品不能代替手卷墨香；浅层次的直观，不能代替面对书籍的长考。

所以，我赞美人民文学出版社、中国大百科全书出版社、人民日报出版社、中国教育报、中视博尔乐（北京）传媒有限公司等联合推出的"核心阅读工程"计划，我相信这样一个宏大的工程，定能将我国的读书生活，开拓出一个新的局面。

王蒙

"核心阅读工程" 专家顾问团

总顾问：

柳 斌

专家顾问：（按音序排名）

陈 晖
北京师范大学文学院教授、博士生导师

程方平
中国人民大学教授、博士生导师，什刹海书院副院长

冯俊科
中共北京市委原副秘书长，北京市新闻出版局原局长，北京出版发行业协会主席，首都出版发行联盟主席，作家

高登义
中国科学探险协会主席，中国科学院大气物理所研究员

海 飞
中国少年儿童新闻出版总社原社长兼总编辑，国际儿童读物联盟中国分会主席

韩映虹
天津师范大学教育科学学院学前教育系主任、教授、硕士生导师，天津市政府兼职督学

黄友义
国务院学位委员会委员，中国翻译协会常务副会长，中国翻译研究院副院长

金 波
儿童文学作家，国际安徒生奖提名获得者

鞠 萍
中央电视台少儿栏目制片人，青少年节目主持人

刘 兵
清华大学教授、博士生导师，著名"科学文化人"

刘海栖
山东省作家协会原副主席，中国作家协会会员，儿童文学作家，资深童书出版人

梅子涵
儿童文学作家，上海师范大学教授

苏立康
北京教育学院教授、中国教育学会中学语文教学专业委员会原理事长

王俊杰
中国科学院国家天文台项目首席科学家、研究员、博士生导师

位梦华
中国首次远征北极点科学考察队总领队，中国地震局地质研究所研究员

伍美珍
儿童文学作家，"阳光姐姐"，安徽大学儿童文学创研中心主任

徐明强
外文出版社原总编辑，美国长河出版社前CEO兼总编辑，资深翻译家，国务院特殊津贴获得者

杨九俊
江苏省教育学会会长，原江苏教育学研究院常务副院长、著名语文特级教师

杨 鹏
儿童文学作家及少年科幻作家，中国首位迪士尼签约作家，中国社科院文学所副研究员

杨学义
北京外国语大学原党委书记

张新洲
中国教育报副社长，人民教育家研究院院长

张之路
作家、剧作家，中国作家协会儿童文学委员会副主任，中国电影家协会儿童电影委员会会长

朱 进
北京天文馆馆长

致热爱科学的小朋友们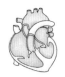

　　有这样一个故事：嘴和牙拼了命地咀嚼后，把食物送到了胃里。但，胃却在慢条斯理地一点点消化。火冒三丈的牙齿一气之下，决定不吃东西了。可没过几天，嘴忍不住了，流着口水说自己错了。

　　我们身体各部分的职责都是不一样的，都是相辅相成、协同合作的。无论别人怎么看，它们各自都在尽自己的努力实现自己的价值。

　　随着了解的深入，我们能感觉出来身体其实是"很特别的"。本书将以细胞故事、血液与心脏为中心的循环器官、呼吸器官、从嘴到肛门的内脏与胰腺、包含胆囊附属器官的消化器官、排泄器官、生殖器官、五感等感觉器官的顺序讲述。如此多的细胞、组织、器官，谁也没有各自为战，而是紧密相连，这一点不得不让人感叹生命的神奇。任何一个环节出现问题，整个身体就会分崩离析，我称这一现象为"协调性与统一性"。我相信，我们的身体比任何生物都要精致。

　　任何一个成年人，都曾在面临青春期的时候思考，我是不是这个世界上"不可或缺的人"，或者只是个"可有可无的人"？此时，只要你认为讨人厌的虫子，甚至是胳膊上长出来

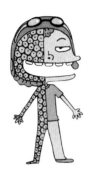

的毛都是这个世界上不可或缺的东西，那你所苦恼的上述问题就能迎刃而解。

生长在水源稀薄地区的植物的根埋得很深。它们的根就是一种抗体。大家别想着学习太难而选择放弃或步入歧途。学习沙漠中的植物，尽可能将根埋得深一些吧。克服困难，其实就是在培养抗体的一种行为。无论前方的路途多么艰辛，也望你以"就这点程度"的思维模式坚持下去。

这本书上的内容，其涵盖度不足我们身体的千分之一，这一点后面也会经常强调。尤其是对于神秘的大脑来说，书中连百分之一都没能涉及。我们的身体，还潜藏着许许多多的秘密有待我们去开发、研究。小读者们长大以后需要去做的、可以做的事情很多很多，完全不用担心会没事干。因此，现在还是专注于学习吧，只有这样，才有足够的基础冲破一道道科学的迷雾。好奇自己的身体、愿意研究自己身体的只有我们人类，这就是我们被称之为"万物之灵"的一个重要理由。最后，祝大家一生健康。

江原大学生物学科名誉教授 权五吉

目录

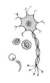

血液与氧气无限循环的趣事

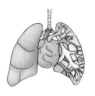

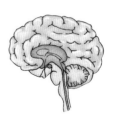

1

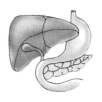

吃饱喝足上洗手间的饱饱故事

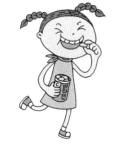

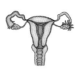
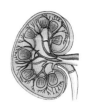

撒尿流汗的故事与生孩子的故事

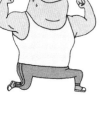

看、听、感受、思考、移动的故事

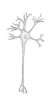

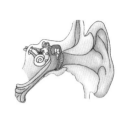

令人惊叹的
人体故事

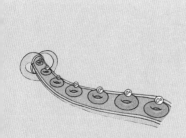
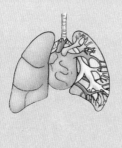
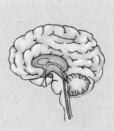
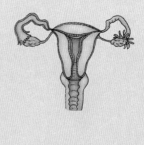

血液与氧气无限循环
的趣事

想不想了解一下血液
进出心脏的过程？

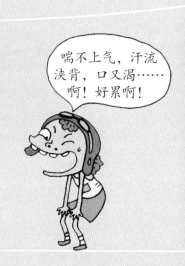

输送氧气的红细胞
长什么样？

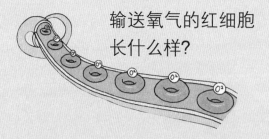

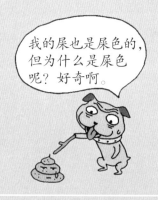

从鼻子开始，一路观察气管、
支气管、肺、腺细胞吧。

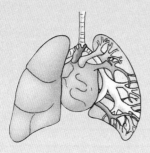

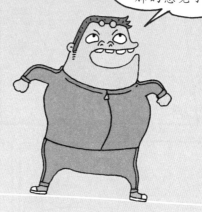

由细胞组成的身体啊，
我们来啦！

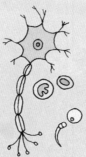

细胞真的好多!

知识搜索：1. 神奇的细胞

2. 细胞也会物以类聚

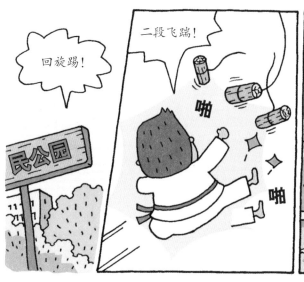

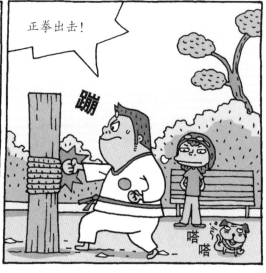

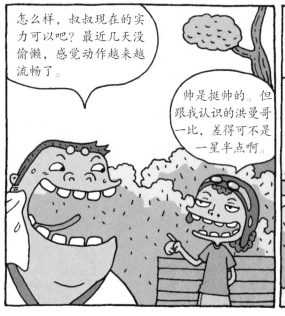

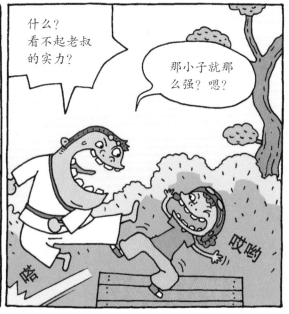

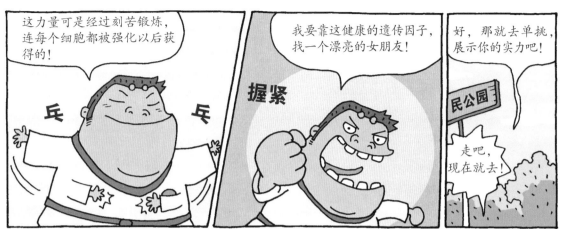

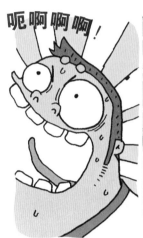

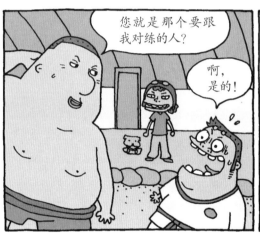

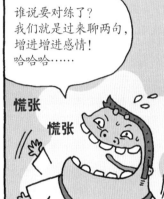

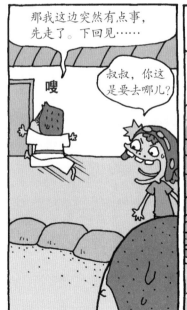

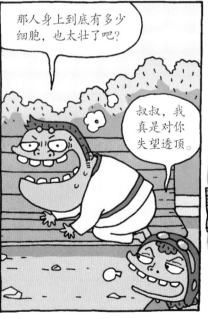

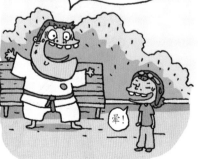

决定形态的细胞

很久以前，谁也不知道所有的生物都是由细胞构成的。直到发明了显微镜，看到了那些无法用肉眼看到的细菌或病毒后，才得知了动植物都是由细胞构成的事实。

每个人，其身高、体重、头发或肤色都不一样，甚至连智商方面也有差异。这都是由于细胞以及细胞构成的组织，再由组织构成的器官差异导致的。那我们的身体，到底是由多少个细胞组成的呢？好奇心是创造的根源。大家可以猜一猜答案。

一万个？十万个？百万个？千万……一亿个？在告诉大家答案之前，让我们来想一想一滴血液内拥有多少个红细胞吧。一个红细胞就是一个细胞。而一滴血里就有3亿个红细胞哦。

"对细微的事情，也要心存感动。"我可不想跟一个听完这个故事后仍旧面无表情的面瘫人士聊天，太累。记住，你们的心应该充满好奇，面对微小的事也会惊叹不已。我总唠叨这些，只是想强调这种心态是面对科学领域时必须拥有的心态。一个人的身体，是由100兆个细胞构成的！当你听到这个数字后浑身战栗，心想为什么我的体内会有这么多的细胞时，恭喜你，你已经具备了步入科学领域的基础。

❗ 美国人与中国人的细胞数是不一样的！

可这里就出现了一个问题，那就是100兆这个数字是记载于美国生物教科书上的，也就是美国成年人的平均细胞数。那中国人呢？应该要比这个数字低一些吧，70兆~80兆个？事实上，当每个人站在体型比自己壮硕或个子比自己高的人面前时，会不自觉地产生压力，这都是有原因的。所以，大家应该努力吃、努力玩，让自己的身体棒棒的。只要坚持下去，有朝一日你会发现，你比大多数人都要高，都要壮。这也能为你的下一代打下更好的基础。

❓ 以成年人为例，体重与细胞数的关系是什么呢？

对比胖得像头猪的人和瘦得像只猴子的人，谁的细胞会更多呢？是的，答案一目了然。所以，下次当你看到胖的人时，别再说"胖得像头猪"，而是说"身上的细胞真多啊"。这样的话，对方听了也不会反感，而且喜欢说好话的人也表示其心灵清澈、为人开朗，不是吗？

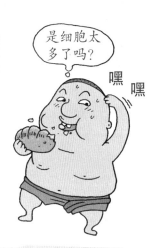

是细胞太多了吗？

嘿嘿

细胞也会物以类聚。

细胞根据形态、大小、功能，可大致分为260种，但它们也有共同的特点。那就是，细胞内有核，核的周围有细胞质，细胞质的周围则包裹着细胞膜。细胞们也会物以类聚，相似的细胞吸引对方，这就是所谓的组织。

与叔叔血脉相连的因缘

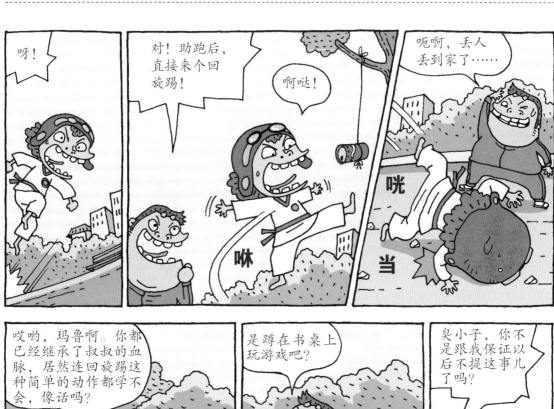

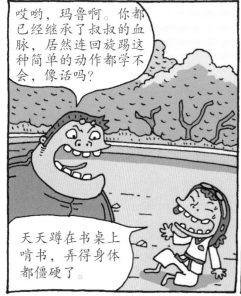

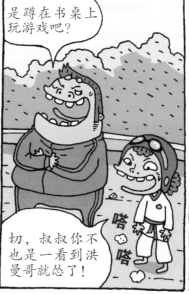

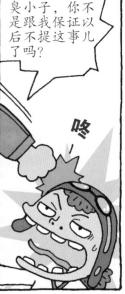

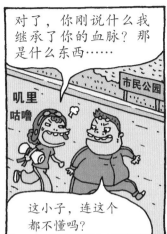

对了，你刚说什么我继承了你的血脉？那是什么东西……

叽里咕噜

这小子，连这个都不懂吗？

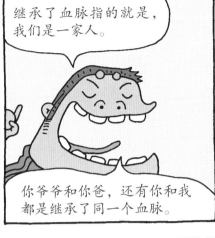

继承了血脉指的就是，我们是一家人。

你爷爷和你爸，还有你和我都是继承了同一个血脉。

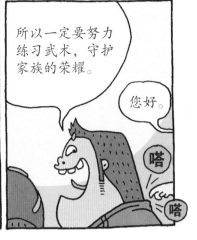

所以一定要努力练习武术，守护家族的荣耀。

您好。

嗒

嗒

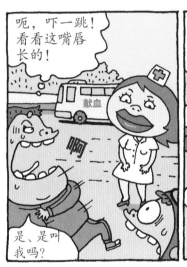

呃，吓一跳！看看这嘴唇长的！

啊

是、是叫我吗？

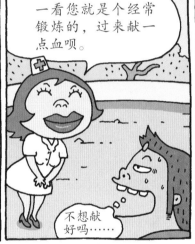

一看您就是个经常锻炼的，过来献一点血呗。

不想献好吗……

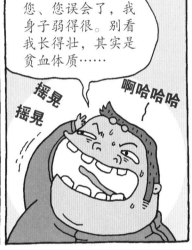

您、您误会了，我身子弱得很。别看我长得壮，其实是贫血体质……

摇晃摇晃

啊哈哈哈

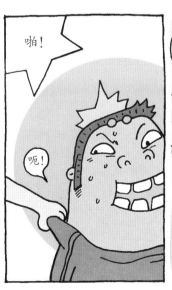

啪！

呃！

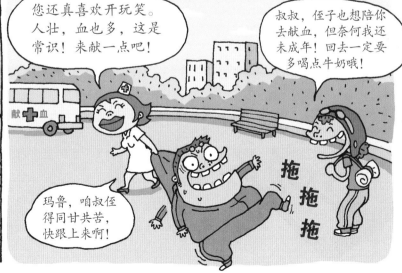

您还真喜欢开玩笑。人壮，血也多，这是常识！来献一点吧！

叔叔，侄子也想陪你去献血，但奈何我还未成年！回去一定要多喝点牛奶哦！

玛鲁，咱叔侄得同甘共苦，快跟上来啊！

拖拖拖

9

血浓于水

血浓于水。不仅如此，血液当中除了水以外还有许多其他成分。让我们一起来分析一下。血液内，不仅存在含有氧气、二氧化碳等成分的空气，还有七十多种蛋白质、氨基酸、葡萄糖等养分，有维生素、钠、钙、镁等矿物质，甚至还有人体排泄物、荷尔蒙、酶、尿素、尿酸等无法想象的多种物质。总之，其黏稠度是水的5倍，所以才会比水黏稠，比水浓。正因如此，当表示血缘关系很近时，以"血浓于水"来形容。

让我们看看血里面有什么。将血倒入试管内，放着不动或进行离心分离，血细胞就会沉入管底，上面盖着淡黄色的水。盖在上面的这个水，就是血浆。血液当中，血浆占了55%。上面讲述的各类物质当中，除血细胞以外，其他物质都含在血浆里。而占其余45%的血细胞里，就有大家经常能听到的白细胞、红细胞、血小板。

正因为血液拥有这些成分，才会被称为生命的根源。假如血液不再流动，会怎么样呢？那当然意味着100兆个细胞不再工作，之后会发生什么，不用我再多说吧？所以血液流动，也可以说是生命在流动哦！

血浆分离成功！

啊，我的血！

! 55%的血浆非常繁忙！

之前提过，人有100兆个细胞。血浆的作用，是向细胞输送各类养分，再将废渣收集并处理掉。觉得输送养分的工作很轻松？你也不想想那些养分有多少种类、多少数量。当然，向80%细胞输送水分的工作同样重要。没有水，就不能进行新陈代谢。水可是生命之源啊。

? 45%的血细胞负责什么样的工作呢？

红细胞的职责是输送氧气与二氧化碳。其中，氧气输送工作由红细胞全权负责，而二氧化碳的输送工作却是和血浆组队进行。白细胞负责拘捕病原菌，也管着免疫；而血小板则负责血液的凝固工作。所有工作缺一不可，就像我们眼中的完全不起眼的小虫子在生态系统里属于不可或缺的一分子一样，我们体内的每一滴血液，都有着它的存在意义。

血液量与体重成正比。

体重越重的人，其拥有的血液量就越多。人体含有的血液量差不多是体重的8%。也就是说，体重为40千克的人含有的血液量为3.2升。你只要在心里想一想1.5升的矿泉水瓶，就能大致估测到这个量有多重了。

与红细胞之间的掷圆盘游戏

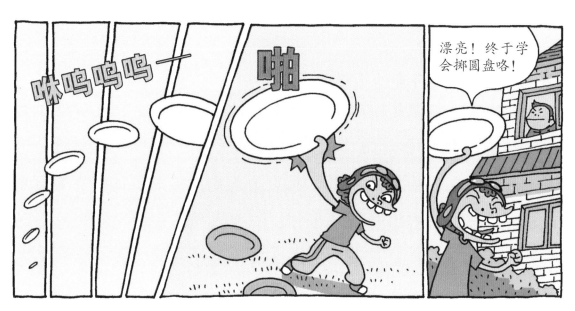

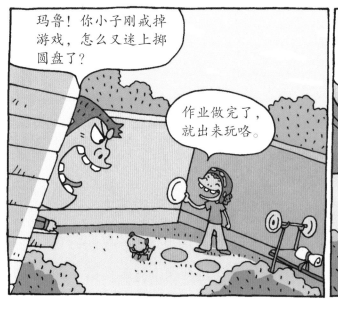

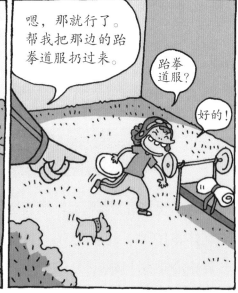

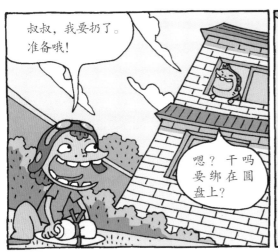

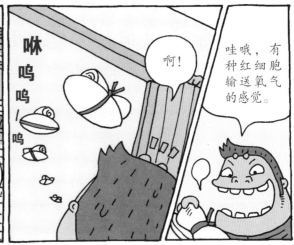

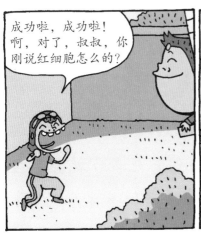

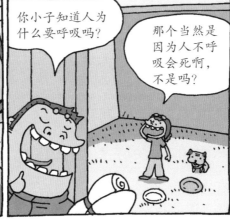

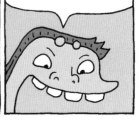

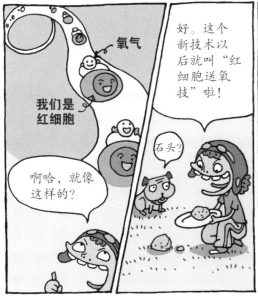

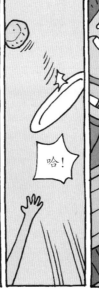

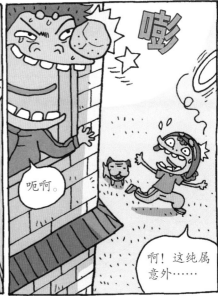

输送氧气的红色细胞——红细胞

红细胞的直径为7~8微米，中间凹陷，形如甜甜圈，内部无核。最初形成的时候是有核的，但随着成长逐渐消失了，哺乳动物皆是如此。核消失的部位由称为血红蛋白的物质填补进去。血之所以是红色，是因为构成血红蛋白的铁（Fe）氧化形成的氧化铁为红色。其原理就跟铁生锈而变红一样。人体内的铁约为4克，其中60%存在于构成红血球的血红蛋白之中。因此，当你的身体缺乏铁时，就会因为氧气供给不足而患贫血。

红细胞在我们体内进行为期120天的氧气与二氧化碳的输送工作后就会死亡，然后在肝和脾里处理掉。当然，死多少就会再生多少。每一秒会有240余万个红血球死亡和再生。相比只存活几个小时的线粒体，或者存活3~4天的小肠微绒毛细胞，以及存活10多天后死亡的大肠上皮细胞，红细胞的寿命算是很长了。虽然白细胞或血小板在没有氧气供应的情况下会立刻死亡，但红细胞却可以存活35天。这也是献血得来的血液可以保存很长时间的原因。

所有的细胞都是这样无限重复诞生和死亡的过程。每一天，约1%的细胞会经历更新换代。所以说，昨天的我们和今天的我们是不一样的哦！

氧气快递员在此！

❶ 红细胞约占细胞数的25%!

之前已经讲过，一滴血液里存在3亿个红细胞。说得再精确一些，以1立方毫米的血液为标准，男性大约有500万个红细胞，而女性约有450万个红细胞。其实，红细胞的多少是根据运动量决定的。通常情况下，男性的肌肉更多，运动量也大，所以其体内的红细胞更多。也就是说，运动量越大，肌肉就会越发达，骨骼的弹力值越高，紧跟着红细胞的量就会越多。大家应该听过骨髓造血这句话吧？

❓ 屎是屎色的原因与尿色泛黄的原因是什么？

前面有说过即将步入死亡的红细胞会在肝和脾里处理掉。红血球内部的血红蛋白被处理时，会生成名为胆红素的泛黄色素物质。胆红素聚集在胆囊中，一部分流入十二指肠，与屎一起排泄出去；而另一部分则挂在肾上，与膀胱内部的尿液融合之后，排出体外。屎是屎色，而尿色泛黄，居然是红细胞的尸体的原因啊！

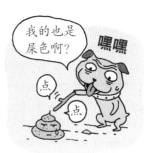

我的也是屎色啊？

嘿嘿

点 点

黄疸症状的罪魁祸首就是胆红素。

当生存4个月的红细胞死亡时，如果胆红素无法顺畅地脱离肝脏进入血液当中，就会使脸、皮肤，甚至是眼睛呈深黄色，这就是所谓的黄疸。这一症状主要在人体功能尚未发育完全的初生儿身上发生。假如长大后胆红素仍无法排出体外，就会损伤肾、肝。

病毒组VS白细胞组

知识搜索：1. 具有猎杀细菌能力的白细胞

2. 白血病的起因

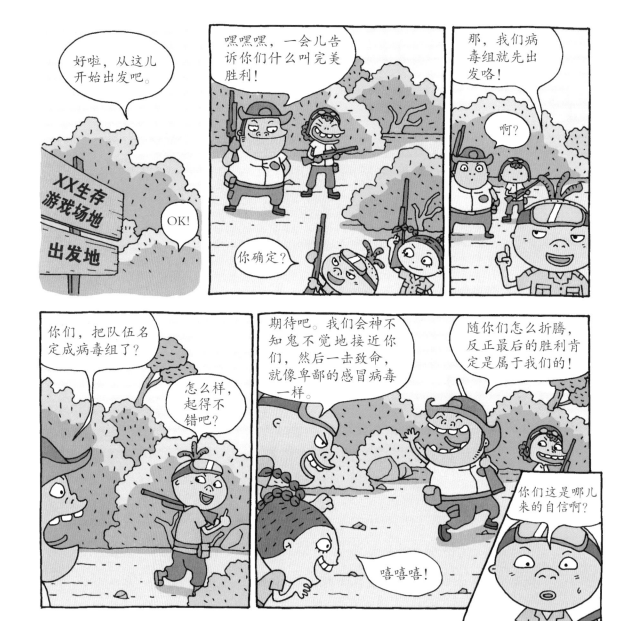

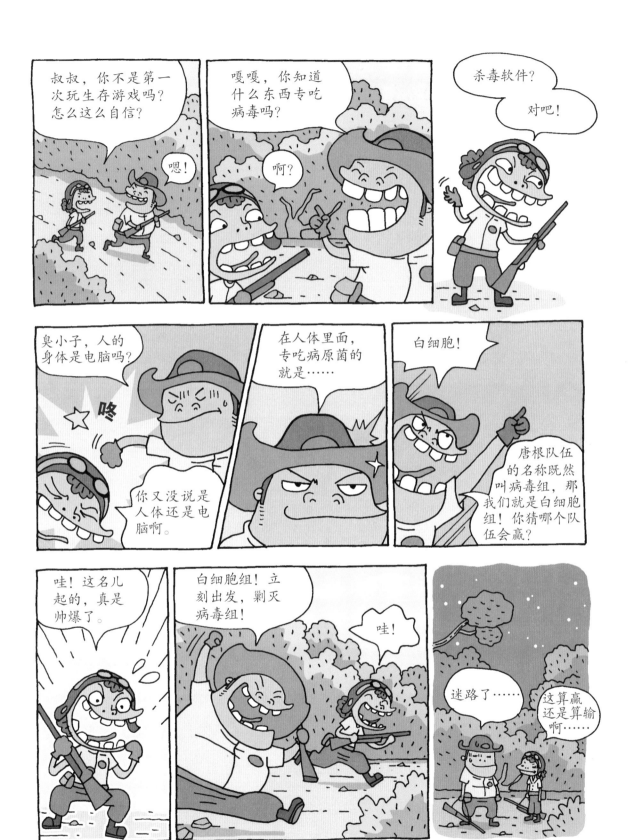

与病原菌战斗的白细胞

前面有讲过，红细胞呈红色，是由于血红蛋白所含的铁氧化的原因。但相比红细胞，体积大两倍的白细胞则因为没有特别的颜色，就以"白"字修饰。另外，白细胞不像红细胞那样，活动范围限制在血管内部，它主要在血管外，即在组织中活动。白细胞的数量也少于红细胞，大致为350亿个，两者的比例差不多是1：700。之前说过，红细胞能存活120天，但我们却无法估算白细胞的存活时间。因为，有的白细胞几个小时后就会死亡，而有的却能活好几个月。

红细胞没有核，但白细胞却有好几个核，属于多核细胞。白细胞还拥有改变形状、猎杀细菌的能力。由淋巴结生成的淋巴细胞也属于白细胞，它们都与我们的免疫有关。在白细胞捕捉病原菌时，先将其抓入体内，然后分泌可溶解细菌壁的酶，将其灭杀。你要是没看这本书，就不会知道白细胞是什么东西，也不会知道这些惊奇的事情。知识就是力量！你知道多少，就会了解多少；了解多少，就会感慨多少。

目前为止，我已经讲述了血液的作用，以及红细胞与白细胞的故事。但作为参考，这些内容其实连血液功能的百分之一都没有涉及，只能算是冰山一角、九牛一毛。由此可以想象，血液对人体是何等重要。

❓ 疮口流脓的原因是什么？

病原菌入侵我们的身体时，白细胞会立刻冲上去。经过一场殊死大战，战争区域会缓缓隆起，开始流脓。脓其实就是战死的细菌和白细胞的尸海。来，让我们用掌声感谢为我们的健康奋战到底的白细胞们！当白细胞的力量减弱，最终输给细菌时，就是疮口慢慢扩大，无法复原之日。伟大的白细胞们，感谢你们！

❗ 填补漏洞血管壁的血块！

首先，让我简单地讲一下什么是血小板。在白细胞在骨骼里形成的过程中，你会发现特别大的细胞，它的分裂物就是血小板。血小板其实就是"含在血液里的小碎片"。它在血球当中体积最小，无核，无固定形态，1立方毫米血液里含有40余万个。之所以在轻伤处的出血部位一贴创可贴就能快速止血，就是因为存在血小板。血小板的功能就是凝固血液。

白细胞过多，就会引发白血病。

在1立方毫米血液里，通常有8 000个左右的白细胞。当白细胞的含量远远超过这个数字时，就意味着你的身体正有细菌入侵，即表示身体受了感染。因此，当你去医院时，会通过血液检查测量你的白细胞数值。在1立方毫米血液里的白细胞数量达到100万个时，你患有白血病的可能性极高。

马其诺防线与免疫

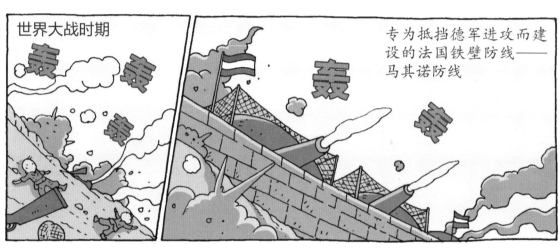

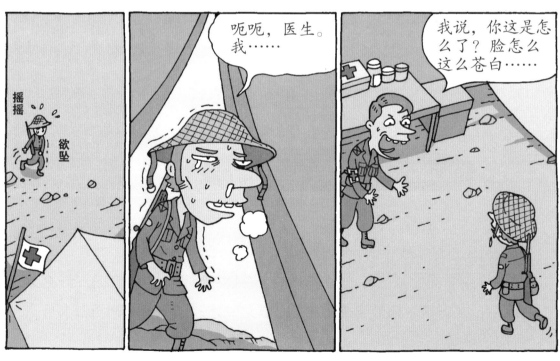

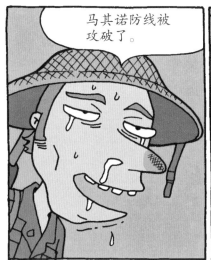

马其诺防线被攻破了。

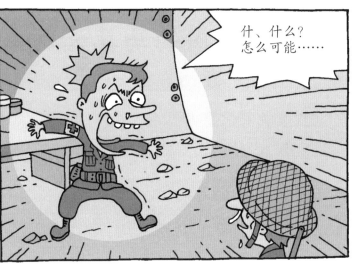

什、什么？怎么可能……

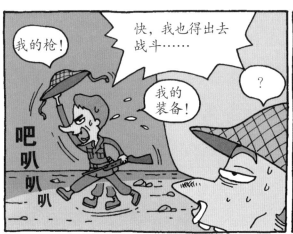

我的枪！

快，我也得出去战斗……

我的装备！

?

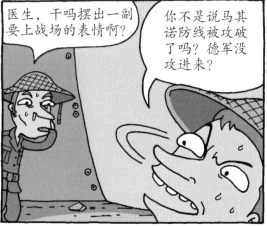

医生，干吗摆出一副要上战场的表情啊？

你不是说马其诺防线被攻破了吗？德军没攻进来？

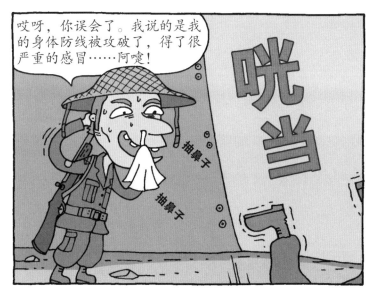

哎呀，你误会了。我说的是我的身体防线被攻破了，得了很严重的感冒……阿嚏！

咣当

抽鼻子

抽鼻子

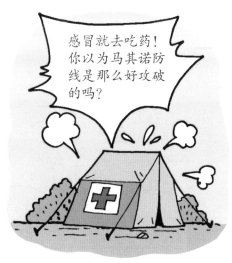

感冒就去吃药！你以为马其诺防线是那么好攻破的吗？

我们体内的马其诺防线——免疫

　　当很多人觉得身体稍微不舒服时，就会喊"免疫力差了"，这句话是对的。健康，意味着免疫力。曾面对过许许多多逆境的人会逐渐对困境产生免疫力，进而不再畏惧艰险。感冒也是同样的道理，当你得了一次重感冒后，不会在短时间内受到同样的痛苦，这是因为你的身体已经产生了相应的抗体。其原理，简单来讲，就是抗体中的部分记忆细胞会留在体内，当同样的感冒病毒入侵时，就会立刻采取针对措施。免疫是指体内产生了抗体，用其他的词汇来比喻的话，它就是保护我们身体的最后一道防线——马其诺防线。

　　让我们聊一聊抗体发挥作用之前产生的几种防御战术吧。可以说，我们每时每刻都包裹在各类细菌、霉、寄生虫、花粉、病毒等不计其数的病原菌当中。这就是"抗原"，无论在空气当中，还是食物或钱、被褥、书桌当中，病原菌无处不在。可是，通常情况下，我们不会因它们产生困扰，因为贴在皮肤上的病原菌会被寄生在皮肤上的各类细菌驱逐，或被杀死。寄生于身上的绝大多数细菌都是对我们有益的。也就是说，在我们体外或体内生存的这类细菌是保护我们自身的第一道防线。

这小家伙免疫力好高啊！

病毒部队

入侵失败！立刻撤军！

❓ 那所谓的第二道防线是什么？

侥幸通过第一道防线的病原菌在进攻第二道防线之前，需要有所觉悟。因为这里是白细胞和淋巴细胞的领土。并且，它们的种类繁多，可以根据病原菌的种类实施有针对性的防守。其中，最为强大的白细胞是巨噬细胞。它可以在短时间内吞噬100多个细菌。白细胞捕猎细菌和病毒的行为称为"吞噬作用"。白细胞拥有与单细胞动物变形虫一样的特征，在吞噬病原菌时，可改变形态，并利用细胞内的水解酶，即溶解酵素来溶解这些病原菌。

❗ 守护我们的马其诺防线吧！

只剩下最后一道防线了。全员进入备战状态。一发现病原菌入侵，抗体就会进入警戒状态。由抗体们坚守的马其诺防线被冲破的那一天，就是人或生病或死亡的那一天。这一刻，不是你死，就是我亡！就像法国人为了抵挡德军的猛攻而建设了铁壁式马其诺防线一样，我们也应该在自己的体内建立这道伟大的防线，以抵御所有的攻势。

蛋白质不足，人就会经常生病。

抗体的主要成分是丙种球蛋白。这就是为什么只有吸收了足够的蛋白质才能提升身体抵抗力、免疫力的原因。一旦蛋白质不足，不仅会降低其他功能，最主要的还是阻碍抗体的形成，导致免疫力低下，最终生病。记得多吃点鸡蛋、豆腐、鱼肉等含高蛋白的食物哦。

奔跑吧！犹如火车头的心脏兄

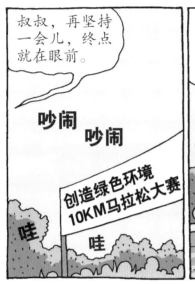

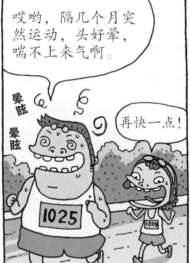

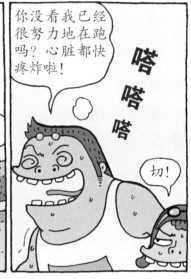

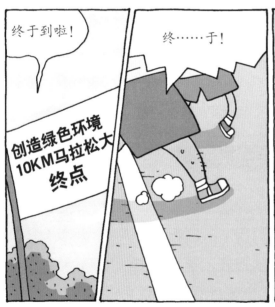

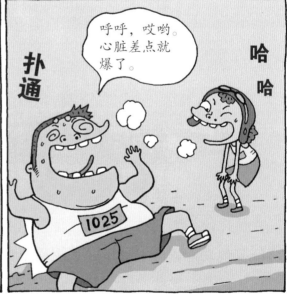

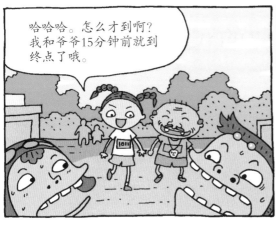

哈哈哈。怎么才到啊？我和爷爷15分钟前就到终点了哦。

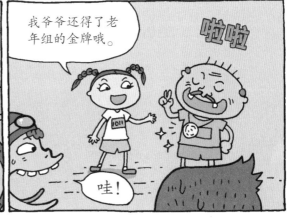

我爷爷还得了老年组的金牌哦。

啦啦

哇！

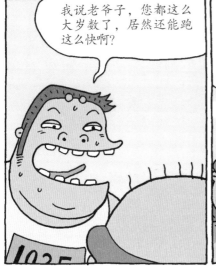

我说老爷子，您都这么大岁数了，居然还能跑这么快啊？

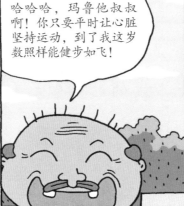

哈哈哈，玛鲁他叔叔啊！你只要平时让心脏坚持运动，到了我这岁数照样能健步如飞！

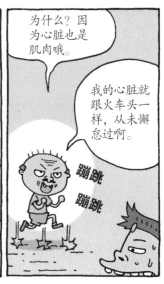

为什么？因为心脏也是肌肉哦。

我的心脏就跟火车头一样，从未懈怠过啊。

蹦跳
蹦跳

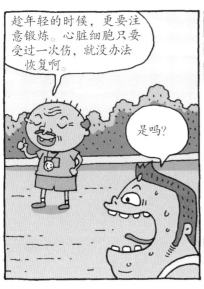

趁年轻的时候，更要注意锻炼。心脏细胞只要受过一次伤，就没办法恢复啊。

是吗？

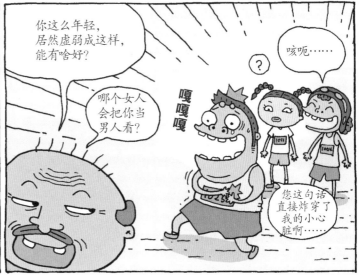

你这么年轻，居然虚弱成这样，能有啥好？

哪个女人会把你当男人看？

咳呃……

嘎嘎嘎

？

您这句话直接炸穿了我的小心脏啊……

如水磨般律动的心脏

"青春！多么让人心潮澎湃的一个词！将手放在如水磨般律动的心脏部位，仔细聆听吧。青春之血正在沸腾。载满沸腾之血的心脏犹如巨航的引擎般充满力量感。这才是引领人类的历史前进的动力。理性透明，但冰冷异常；智慧锋利，却是一把双刃剑。如没有沸腾的青春之血，人类将多么孤单。被冰霜包围的玩物，等待它们的只能是死亡。……你无法在刚诞生的孩童身上得到它，也无法在即将枯萎的老人身上得到它。只有青春，只有属于我们的青春，才能赋予我们。"

上面的文章是我在高中教科书上记载的闵泰瑗作品《青春赞美》上读到的。每次读它的时候，我的心脏都会情不自禁地雀跃律动，至今无法忘怀。少年时代的各位同学，眨眼之间会迈进"青春"航班。到那时，一听到"如水磨般律动的心脏"和"巨航的引擎"这些生动词汇，你们也会缓缓拍击心脏。水磨时的隆隆声、巨航的引擎声又将是多么震撼人心！

仔细分析上面的文章，你就会知道，作者当时肯定用听诊器听过猛烈的心跳声。当你将听诊器放在心坎和肚子上，就能听到明显的心跳声和肠脏声。甚至，将听诊器放在树干上仔细倾听，也能听到水在脉管里流动的声音。穿着白大褂、戴上听诊器的医生在检查患者的身体时，真的如天使般光明而又神圣。

各位想不想成为救助患者的伟大医生呢？只要有梦想，坚持下去，就能实现。

位于胸口左方的心脏的形状"心形"，象征了"爱情"。即，心脏意指了爱情。为什么心脏如此重要，居然能与和性命相等的爱情相比拟？你仔细看一看"心"字，字面本身告诉我们，心脏是由4个器官形成的。人类作为脊椎动物以及哺乳动物，拥有一颗由二心房、二心室构成的高等心脏。动物越发达，其心脏就越复杂。人类的心脏上方两个心房，下方两个心室。你能看到左侧的左心房和左心室，以及右侧的右心房与右心室吗？心房收缩时，心室就会膨胀；心脏就是通过这种永无休止的膨胀与收缩运动向肺部提供血液，然后输送至全身。

那，心脏停止了会怎么样？你能想象向全身提供血液的水磨停止或运行巨航的引擎停止的景象吗？

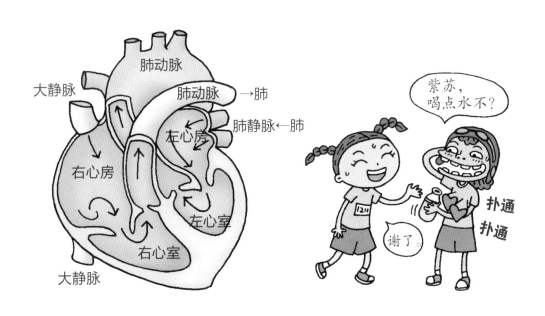

只能有一个结果，那就是人命休矣。其他器官就算是停止了运动，身体也能在一定程度上维持生命的运转，但心脏或肺部一旦停止运动，生命会立刻凋零、死亡。所以这些器官又叫"生命器官"。

　　在妈妈体内作为胎儿成长时，最先活动的器官是哪一个呢？那也是心脏。流动的血液会赠予我们活力、生气、能量、力量，以及生命。因为我们需要通过脐带从妈妈身上获得氧气与养分，并将其输送到全身，实现生命循环，因此心脏的作用尤为关键。妈妈怀孕三周左右，胎儿的心脏就开始运动了。

　　假如心脏和肺不在现在的位置，而是在肚子上，那受伤的概率是极高的。胸部与肚子是由膈膜来区分的。以膈膜为准，胸部称胸廓，而下方的肚子部位则称腹腔。造物主将心和肺这两个最关键的器官放在了有肋骨包裹的胸廓内。

　　可是我们要知道，心脏是一个非常迟钝的器官，它几乎感觉不到任何稍微敏感的东西进入内部。

　　心脏一般像自己的拳头那么大。通常按体重计算的话，男性的心脏和女性的心脏有着明显的差距。难道说，女生容易害怕，是因为心脏比男人小？

? 一天内，经过心脏的血液量是多少?

　　心脏每跳动一下，进出的血液量约为70毫升，这与一小瓶酸奶的重量相近。一分钟约跳动70下，计算下来的话，一分钟约进出5升的血液。当然，心跳与脉搏的跳动频率是一致的。一般的成年人拥有5升左右的血量，也就是说，全身血液将在一分钟内进出心脏。那，一整天经过心脏的血液量是多少呢? 你可以边看着有指针的表，边用手测一测你的脉搏数。

> 心脏一旦受损，是无法再生的。

　　坚持运动，是可以增强心肺机能的。心肺机能是指心脏与肺部的功能。运动可以有效增强这两个器官的状态。但，心脏肌肉一旦受损，就像大脑神经细胞一样，是不可再生的。这是因为人出生以后，心脏细胞的分裂功能就会完全消失。

刚吃完饭后，千万不要剧烈运动

知识搜索：1. 为什么饭后剧烈运动会肚子疼?
2. 可绕地球三周半的毛细管

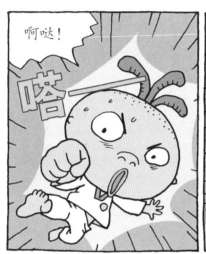

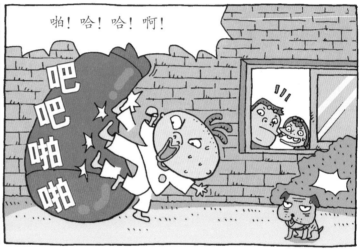

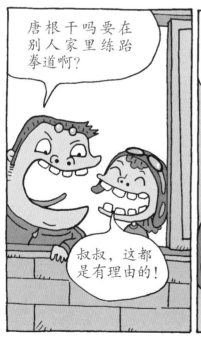

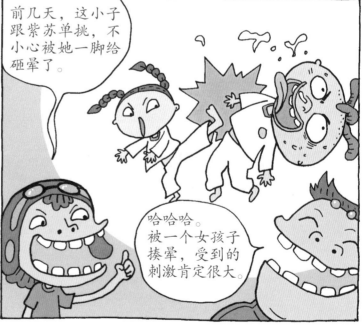

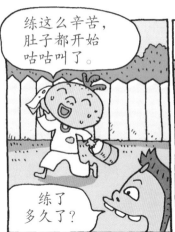

练这么辛苦，肚子都开始咕咕叫了。

练了多久了？

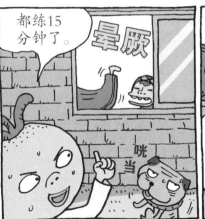

都练15分钟了。

晕厥

咣当

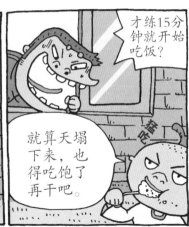

才练15分钟就开始吃饭？

就算天塌下来，也得吃饱了再干吧。

猛吃

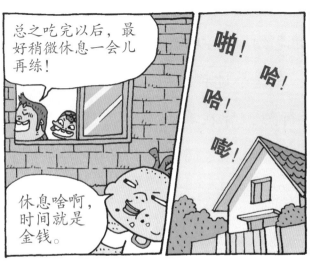

总之吃完以后，最好稍微休息一会儿再练！

休息啥啊，时间就是金钱。

啪！
哈！
哈！
嘿！

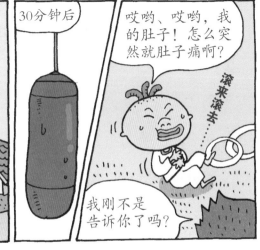

30分钟后

哎哟、哎哟，我的肚子！怎么突然就肚子痛啊？

滚来滚去

我刚不是告诉你了吗？

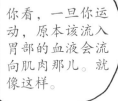

你看，一旦你运动，原本该流入胃部的血液会流向肌肉那儿。就像这样。

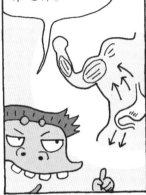

也就是说，既然吃了饭，就该消化它们！

那是什么意思，没听懂好吗？

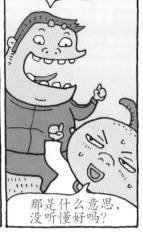

是不是……指运动是不必要的……啊？

你小子，在班里排第几啊？

崩溃……

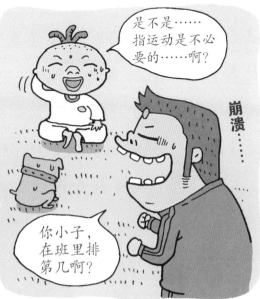

循环全身血液的*血管*

从心室发出的血管称为动脉，而导血回心的血管则叫静脉。动脉与静脉之间连接着很薄的毛细血管。让我们观察一下血液流动的顺序。从心脏流出的血液通过动脉，流向全身的毛细血管以后，通过静脉重新回到心脏。在这个过程当中，与组织相连、交换氧气与二氧化碳、吸收养分等行为，皆在毛细血管内进行。毛细血管和组织细胞几乎是贴在一起的。两者之间只有约为0.002毫米的距离，因此才得以实现氧气与二氧化碳的快速交换。

汪！

人在稳定状态下，从心脏流出的血液会均匀地流向全身。但是，当进行剧烈运动时，血液的分布将截然不同。此时，80%的血液会流向大腿、胳膊、腰部等骨骼肌，而大脑、消化器官、肾等部位各自流入5%。因为运动时，相关部位的氧气与养分需求量很大，因此血液会自主地流向所需部位。但是，运动状态下的心跳频率也是平常的5倍，因此无须担心血液供给问题。

大人们是不是经常跟你们说，吃完饭后别剧烈运动？原本应该有25%的血液流进胃里的，但你一剧烈运动，现在只有5%流进去，胃当然没办法好好消化啦。大人的这些话都是为你们好，这都是经过科学、医学证明出来的智慧产物，一定要好好听哦。

❶ 毛细管的长度可以绕地球三周半!

将人体内的所有血管连成一线，其长度可以达到130 000千米。有的说是10 000千米，按照血管长度与体重之间的关系，这一说法也没有错。地球的周长约40 000千米，因此一个人拥有的血管差不多可以绕地球3周。当然，其中大部分是毛细血管。总计约5升的人体血液，10%在毛细血管，15%在动脉，5%在心脏，剩余70%在静脉。当然，动脉里的血液流速快，而静脉里的血液流速慢。

❓ 可在血管内引发的恐怖疾病有哪些?

随着年龄的增长，血管壁上会逐渐堆积胆固醇，使血液通道变窄，或由于血管弹力降低，血液流畅性受阻，最终会让血液挤压血管，这就是所谓的高血压。高血压虽然可能导致脑部血管爆裂，但最恐怖的还是毛细血管的爆裂。毛细血管的爆裂会引发其他各类并发症。高血压真的很危险。幸好，目前已经研制出了一些针对性的高效药物，使得很多人可以延续生命。

可以用肉眼看见的血管是静脉。

毛细血管分布于全身，而动脉却在身体深处，静脉则是肉眼可见。我们的手和胳膊上的可视血管都属于静脉。在血管里流动的血液当然是红色的，但由于静脉接近青色，所以在我们眼里看起来像蓝色。

朴智星与肺之间的关系

知识搜索：1. 男女有别的"腹式呼吸"与"胸式呼吸"
　　　　　2. 像皮肤一样渐渐衰老的肺

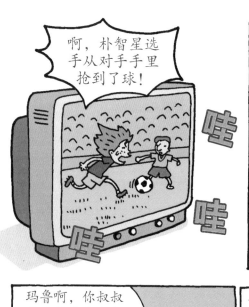

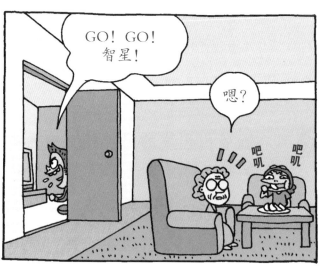

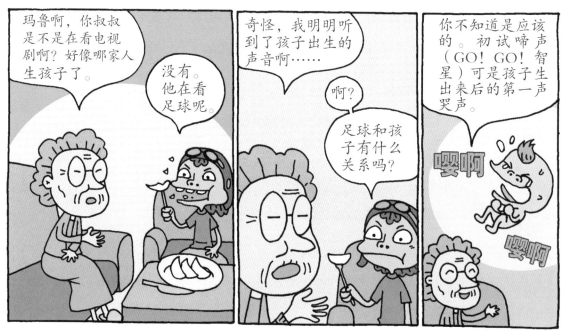

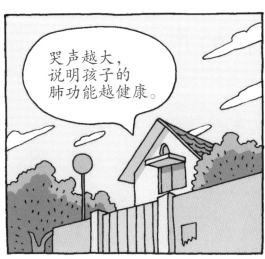

哭声越大，说明孩子的肺功能越健康。

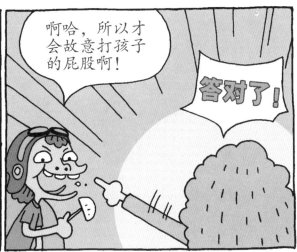

啊哈，所以才会故意打孩子的屁股啊！

答对了！

啊，赢咯！

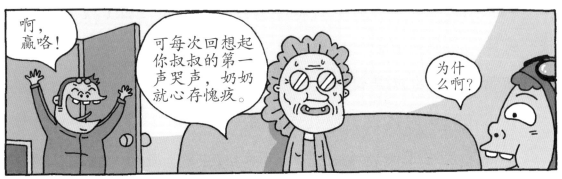

可每次回想起你叔叔的第一声哭声，奶奶就心存愧疚。

为什么啊？

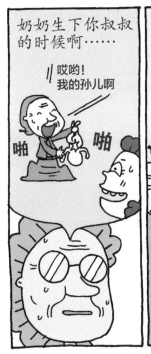

奶奶生下你叔叔的时候啊……

哎哟！我的孙儿啊

啪 啪

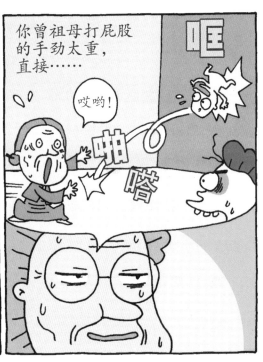

你曾祖母打屁股的手劲太重，直接……

哎哟！

啪嗒

哇

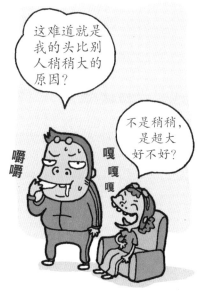

这难道就是我的头比别人稍稍大的原因？

不是稍稍，是超大好不好？

嚼嚼

嘎嘎嘎

毫无喘息之机的肺

我们藏在胸前的最珍贵器官之一就是肺。不用想也知道，另一个珍贵器官是心脏。两者缺一不可，否则生命之火将立刻熄灭。有的人会问，这两个生命器官中，哪一个更重要？这类问题毫无意义。心脏停止，血液就会停止流动；而肺部停止工作，则无法实现氧气供给，心脏也就自然停止运动了。那大脑受损，会怎么样？身体的其他器官毫无问题，唯独大脑停止活动的人，就是俗称的"植物人"。也就是说，大脑与死亡是不存在直接关系的。

胎儿在妈妈的体内，即处在子宫中的羊水（子宫中的水）内部时，是无法呼吸的，也就是肺部不会运作。当胎儿出生，在妈妈体外后，会截断脐带。截断脐带，就意味着与妈妈失去联系，并且再也无法从妈妈身上获得养分与氧气。这下该怎么办？一直以来，胎儿可是通过妈妈的血液输送过来的养分和氧气生存的啊。截断脐带的瞬间，婴儿就会大声喊"嘤啊嘤啊"，这个声音又叫"初试啼声"。这是意义非凡而又极其重要的哭声。大声哭喊的瞬间，肺部就会开始扩张，开始呼吸。处在羊水中时，肺部犹如漏气的气球一样皱巴巴的，但现在却开始扩张，实现自己的价值。所以，当截断脐带后，孩子要是不哭，医生就会慌张。

通常，我们在稳定状态下，一分钟会呼吸17~18次。你要是仔细观察呼吸过程，就能发现男性的肚子会膨胀，而女性则是胸部上下起伏。这是因为，男性主要进行"腹式呼吸"，而女性则是"胸式呼吸"。主要利用肋骨的呼吸就是女性的胸式呼吸，而依靠膈膜进行呼吸的方式就是男性的腹式呼吸。你很奇怪为什么人的肚子里会有膈膜？

胸廓与腹腔之间存在由肌肉构成的膈膜，由它来区分胸和肚。只有哺乳动物才会以这种方式区分胸和肚。当你解剖两栖类的青蛙时是看不到膈膜的，但兔子和老鼠身上却明确地区分了胸廓和腹腔。

在你大口吸气时，肋骨肌肉提起肋骨，膈膜肌肉被推挤到下方，进而扩大胸部的面积。总的来说，就是胸部气压降低，肺部膨胀，使得空气可以通过鼻子，进入肺内，这种呼吸方式就叫"吸气"。

与此相反，胸部缩小，气压上升，肺部被挤压变形，空气就会离开肺部，呼出其外，这种呼吸方式就叫呼气。呼气与吸气合在一起，称为呼吸。简单来讲，肺部膨胀，就会吸气；肺部缩小，就会呼气。这仅仅是一种通过气压差异使空气进出的物理现象罢了。

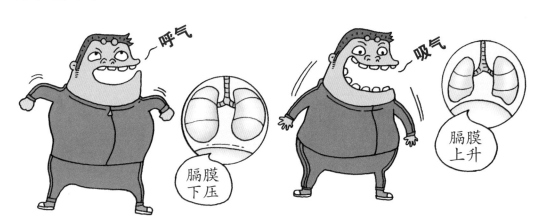

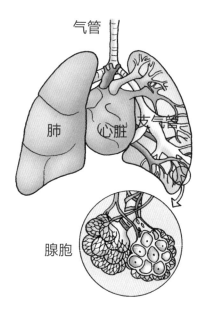

气管

肺

心脏

支气管

腺胞

呼吸就是靠膈膜肌肉和肋骨肌肉进行运动的。但是，当你没吃好食物，使膈膜神经受到刺激时，膈膜肌肉会产生不规则性的抽搐，你会开始打嗝。食物吃得太快，也有可能让你打嗝哦。

肺由7亿余个腺胞聚集而成。单个的腺胞直径为0.1毫米，形如口袋。又因毛细血管如蔓藤般缠绕在肺部周身，加快了氧气与二氧化碳的交换速度。当然，腺胞里的氧气移向毛细血管，而在毛细血管内溶解的二氧化碳则移向腺胞。空气从高浓度向低浓度移动是一种基本原理。由于血液中的二氧化碳浓度高于腺胞里的浓度，二氧化碳自然要流向腺胞，然后通过呼吸排出体外。每次呼吸，都有它的作用与价值！

将7亿个腺胞全部压扁铺开，就有70平方米的面积。假设我们的身体压扁平铺后，其面积达到2~3平方米，那腺胞的面积就是身体的30倍，等同于一个网球场的大小。天啊！我这两个小小的肺里，居然潜藏着网球场大小的腺胞？其实，只要你愿意认真观察，就能发现所有器官上都有这类表面积极大的结构。腺胞如此，位于小肠上皮的绒毛也是如此。相反，在植物当中，也有像仙人掌那样，面积虽小，但为了占据更多的体积而将自己弄扁或滚圆的植物。

❓ 为什么懒得听课时，会打哈欠呢？

哈欠是为了将体内过剩的二氧化碳排出体外而进行的一种反射行为。它是无意中发生的。打哈欠会增加大脑中的血液流量。困意也是大脑血管中的氧气减少、二氧化碳增多的表现。打哈欠时，请用手遮一下，在他人面前，特别是在老师努力讲课的时候张嘴，既不雅观，也违背了尊师重道的准则，不是吗？

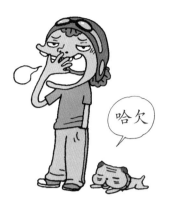

哈欠

❗ 肺也会像皮肤一样渐渐衰老！

使劲吸一口气，使肺部膨胀最大化时，大概能储藏5~6升的空气，这就是所谓的肺活量。平时喜爱运动的人相比一般人，其肺活量更大，这是必然的。人在25岁时，肺活量是最大的，然后随着年龄的增长而慢慢降低。当到了60岁左右时，肺活量将降低20%~30%，越往后就越低。膈膜的高度也会降低。这，就意味着肺也在衰老。

心脏只有一个，但肺却有两个。

内脏中，只有肺和肾各有两个。眼睛和耳朵都不能算作内脏。肺部感受不到痛楚，也不像心脏那样拥有肌肉。因为是极其重要的器官，犹如备用轮胎般特意制造了两个。肺中，左边肺为两叶，而右边的肺则是三叶。此处所讲的左右，指的是自己身体的左右两侧。

气管内痰多的缘由

知识搜索：1. 痰是如何形成的？
            2. 呼气比吸气快的秘密

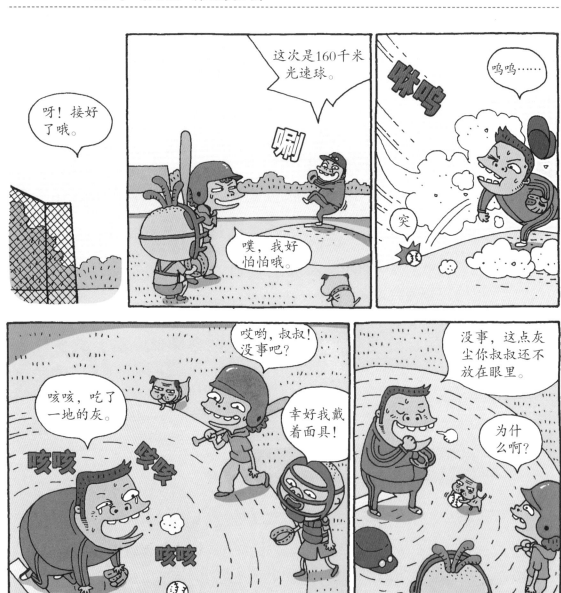

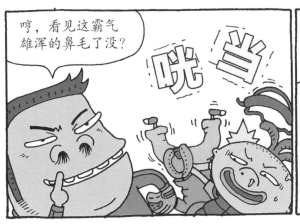

哼，看见这霸气雄浑的鼻毛了没？

吱当

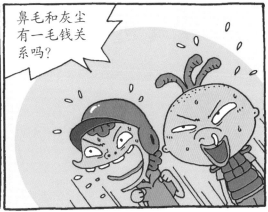

鼻毛和灰尘有一毛钱关系吗？

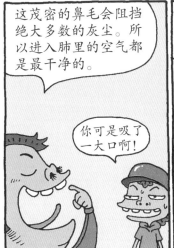

这茂密的鼻毛会阻挡绝大多数的灰尘。所以进入肺里的空气都是最干净的。

你可是吸了一大口啊！

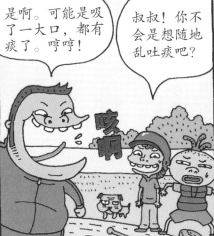

是啊。可能是吸了一大口，都有痰了。哼哼！

叔叔！你不会是想随地乱吐痰吧？

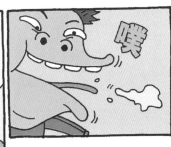

噗

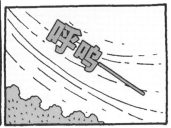

呼呸

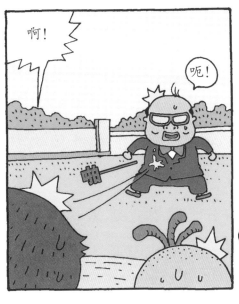

啊！

呃！

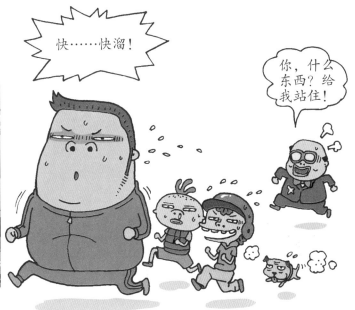

快……快溜！

你，什么东西？给我站住！

空气进出肺部的通道——气管

接下来，让我们了解一下连接肺部的气管和支气管吧。当然，气管上方还有喉头（喉），再往上还有鼻子。当冷空气进入鼻子后，会变得温热一些，而空气中的灰尘和病原菌将挂在鼻毛上，净化后的空气则进入气管内。粗壮的气管越往下，会分裂出越多的"树枝"，这就是所谓的支气管。而支气管越往下，其枝干越发分裂，最终成为末端细支气管，与腺胞相连。

大家应该知道气管内会产生痰这种东西吧？它其实是通往支气管的管壁分泌出来的一种黏液聚集物。当灰尘或病原菌进入支气管，就会聚在这些黏液上，然后被黏液所含的溶解酵素抹杀掉。因为进入肺里的空气必须尽可能地干净，因此支气管每时每刻都处在紧张状态下，只因支气管最主要的任务就是净化空气。支气管内拥有许许多多只能依靠显微镜才能观察到的纤毛，这些纤毛需要每分钟摇摆200次以上，将灰尘排除出去。这些东西聚集在喉头附近呈团状，就是我们常说的"痰"。抽烟的成年人吐痰次数多，而长时间待在雾霾严重的地方，痰量也会增多，且颜色近黑。大家要记住，千万不能随地吐痰，这关系到教养层次的问题！

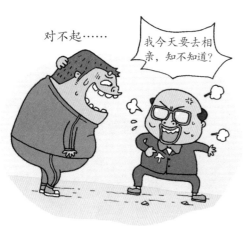

对不起……

我今天要去相亲，知不知道？

❓ 吃感冒药也要一周，不吃也要一周？

当你感冒时，是不是痰量很多，鼻涕往外流？鼻涕也是支气管的上皮细胞分泌出来的黏液。这种黏液是我们的身体反应，是清理细菌或病毒的一种方式。既然这些黏液已经在奋力地将入侵身体的病原菌黏在身上排出体外，为什么还要吃那些有毒药物来捕捉病毒呢？感冒药不是治疗剂，它只是单纯地为了减轻一点痛苦，或是预防支气管感染而吃的。

❗ 幸好呼气比吸气快！

大家在呼吸的时候，比较一下呼气与吸气的速度吧。是不是吸气慢，呼气稍快？就痰而言，要是吸气太快就有可能进入肺里。正因为呼气快，痰才能一点点地、慢慢地接近喉咙处。这很有趣，我越想，越觉得身体内有着许许多多精致的东西。

男女的喉咙内侧是有差别的哦。

气管的顶端生有甲状软骨。神话当中，亚当受到蛇的引诱，吃下禁果后噎住，因此甲状软骨又称"喉结"（Adam's apple），它在男性身上尤为发达。另外，区分男女的气管就是声带。声带由声带肌肉构成。其中，男性的肌肉又粗又窄，而女性的肌肉则又薄又长。

吃饱喝足上洗手间的
饱饱故事

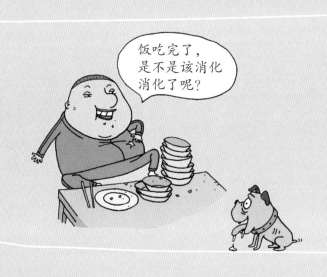

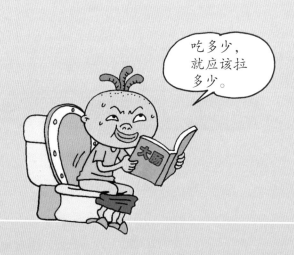

不仅制造荷尔蒙，还能有助消化三大营养素的重要器官——胰腺，可不能忘介绍哦。

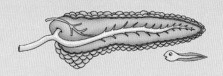

我的天，肚子里居然还有这么长的肠子吗？

哎哟，又腹泻？看来是大肠出问题了哦。

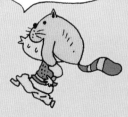

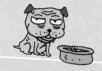

口水居然也有毒！

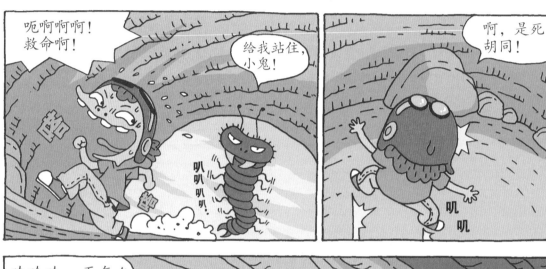

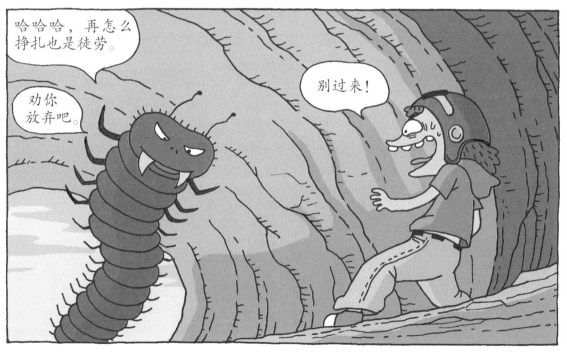

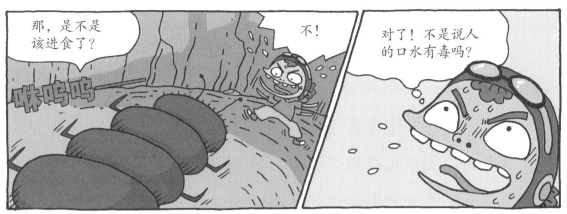

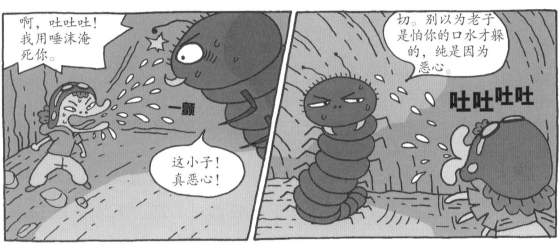

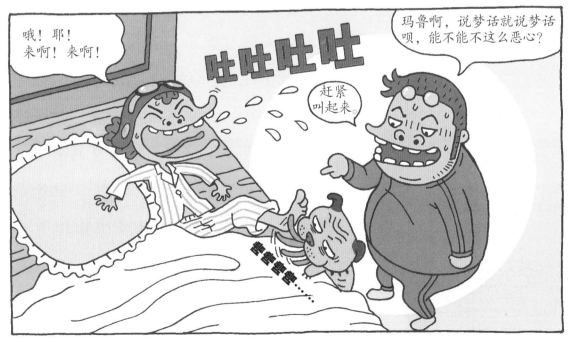

消化碳水化合物的唾液

你的嘴里会始终含着唾液。就算不吃东西，唾液腺也会分泌少量的唾液。当你吃压缩饼干或糯米糕时，就能瞬间知晓唾液的职责。那就是使食物变得柔软，然后送入食道里。最重要的，还是唾液中含有可分解碳水化合物的消化酶——唾液淀粉酶，它可使多糖类的淀粉分解成二糖类的麦芽糖。当你细嚼慢咽的时候，是不是觉得嘴里面有点甜呢？这就是麦芽糖的味道。就这样，除了碳水化合物以外，食物不会在嘴里发生消化行为。提前说明一下，胃只会分解蛋白质，而三大营养素则都是在小肠里实现消化的。也就是说，即使是消化器官，也是各司其职，互不干涉。

唾液是从大唾液腺和小唾液腺里分泌出来的。其中，大唾液腺分为舌下腺、腮腺、下颌下腺。而位于嘴唇、舌头、面颊、上腭上的小唾液腺，在一天内可分泌出1~1.5升的唾液。腮腺、下颌下腺一受到食物刺激就会分泌唾液，但舌下腺则在一般情况下就会分泌少量的唾液，使嘴的内部始终保持湿润状态。但你们知道吗？极少数人因为唾液腺出现异常而无法生成唾液，为此苦恼不堪，并且感受不到食物的味道。他们为了吃下食物需要经常喝水这一点也就可以理解了。

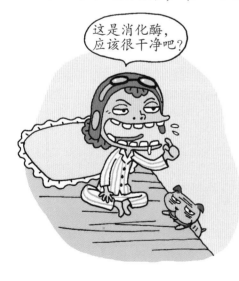

这是消化酶，应该很干净吧？

❓ 一看见橘子就流口水？

　　每次喂狗的时候都摇几次铃铛。重复几次后，就算只摇铃铛，不给食物，狗照样会流口水。边摇铃铛边喂食物的话，狗的大脑会存储这段记忆。这就叫大脑里已经生成了条件反射中枢。这里，最重要的是重复好几遍，而不是一到两遍。在人的身上，这种实验也会成功。当你看到橘子的图片，或是真的橘子，又或者只闻到橘子味道的时候，是不是也会流口水？但是，当你之前从未见过橘子或从没吃过的情况下，即使将橘子放在手里，也是不会流口水的。

❗ 你的口水，我的毒！

　　有听过"口水吃蜈蚣"这句话吗？人的口水可以让可怕的蜈蚣丧失行动能力。甚至，其他动物的口水也会成为人类的毒药。当我们被蚂蚁、蚊子、蛭咬到的时候，它们的唾液会进入我们的体内，散发毒素。其表现如痒、灼热，甚至重创神经等。所以，动物为了保护自身，是会分泌毒性唾液的。

> **人体分泌的黏液极为可怕。**

　　除了唾液，人体的汗、鼻涕、眼泪、痰都含有毒素，因此可以杀死细菌。虽然寄生在我们皮肤上的细菌不会被汗水杀死，但其他细菌就没那么好运了。乌鸦虽然嘎嘎乱哭，但吐出来的唾液就连鬼神都要退避三舍。

为什么要拔牙

知识搜索：1. 被称为"物理消化的第一道关卡"的牙
　　　　　2. 保持牙齿健康的3·3·3法则

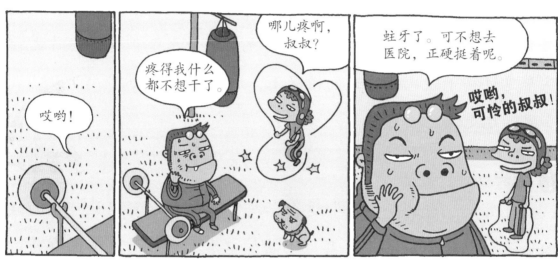

哎哟！

疼得我什么都不想干了。

哪儿疼啊，叔叔？

蛀牙了。可不想去医院，正硬挺着呢。

哎哟，可怜的叔叔！

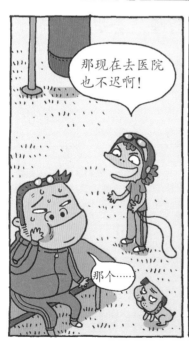

那现在去医院也不迟啊！

那个……

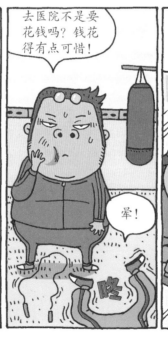

去医院不是要花钱吗？钱花得有点可惜！

晕！

咚

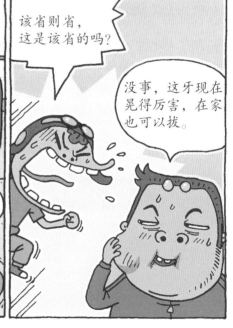

该省则省，这是该省的吗？

没事，这牙现在晃得厉害，在家也可以拔。

50

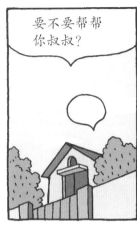

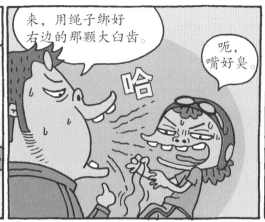

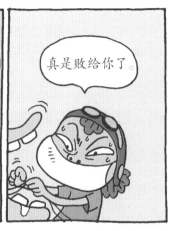

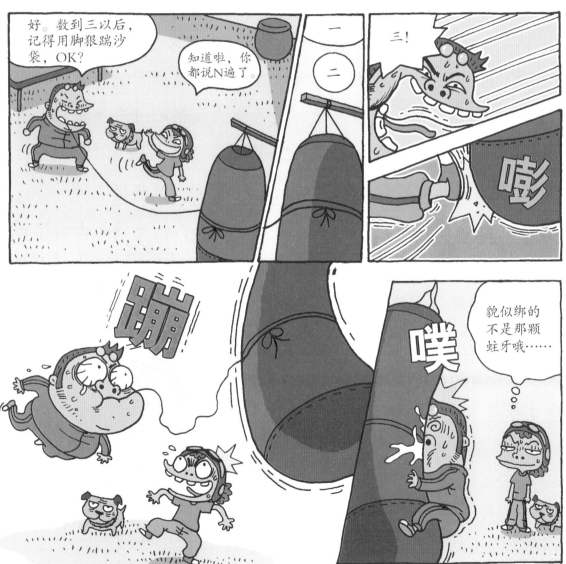

物理消化的第一道关卡——牙

　　人在幼儿时期拥有20颗乳齿，但从6岁开始就会全掉下来，然后以32颗恒齿用到底。如果是这样，那也算好，但不是所有人都能享受这种待遇的。牙齿也会随着年龄的增长而脱落。我站在镜子前数了数我现在有多少颗牙，只有19颗，居然比乳齿还少。

　　以前，没有牙齿，就用齿龈咬。但现在不仅有假牙，连种植牙都已经很普遍，再没有人用齿龈咬东西了。我以前就花钱做过假牙，但现在牙差不多全掉光了，没办法只能狠心做种植牙了。有时候我在想，有必要这么折腾自己吗？但，最后我释然了。毕竟，咱也不能放着眼前的美食干瞪眼吧？为了幸福，只能拼了。

　　细嚼慢咽也是消化的一种。消化分两大类，一种是由消化酶管理的化学消化，另一种是将食物嚼烂的物理消化。牙齿的主要职责就是物理性质的"嚼"。先用上下8颗门牙切块后，再用犬齿固定，最后由白齿像磨石般将食物均匀嚼碎。另外，上下牙相互咬合不存在缝隙，因此夹在其中的食物会被无情嚼碎。

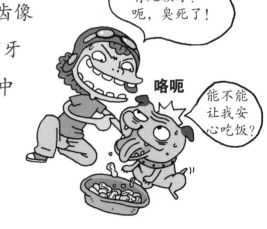

让我瞅瞅你有几颗牙？呃，臭死了！

咯吱

能不能让我安心吃饭？

? 我们体内最坚硬的是什么？

牙齿钉在颌骨里，又因牙骨质而稳稳固定住。牙齿表面包裹着一层闪耀的釉质，它是我们身上最为坚硬的物质。一颗白齿可以经受50千克左右的重量。可是，当准备嚼食物时，你觉得上下牙颌骨都会活动吗？不是的，只有下颌骨在努力活动。下颌骨有关节，因此不能受到太重的冲击，否则会脱臼。

! 请遵守3·3·3法则！

当釉质被细菌侵蚀而漏洞时，由于神经和血管暴露在空气之中，你会感觉很酸冷，很痛。"牙疼不是病，一疼要人命"，这句话已经充分表明了牙痛有多难受了。刷牙最合理的时间为，一天3次、饭后3分钟内、每次刷3分钟。刷牙时，应该温柔地对待你的牙，不可用力过猛。滴水穿石，不管牙刷多柔软，用的次数多了，也有可能影响牙齿的健康。

牙齿是五福之一。

五福是指"长寿、富贵、康宁、好德、善终"。牙齿好，证明你健康，因此说是五福之一也不为过。因为牙齿的结构以及治疗方式极为复杂，进而出现了相关的专业大学。我们应该感谢牙科医生，他延长了我们的平均寿命哦。

食物逆流好痛苦

知识搜索：1. 食道是食物唯一的通道

　　　　　2. 什么是"气管反射"

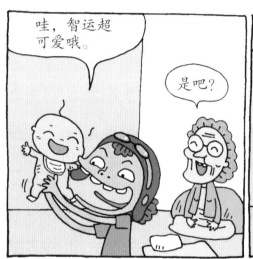

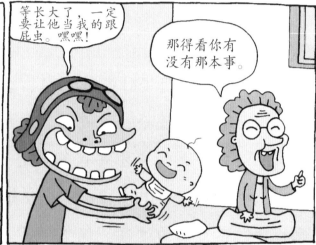

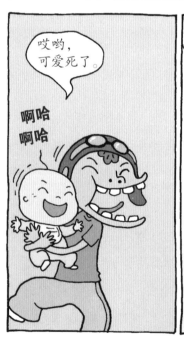

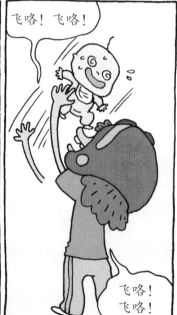

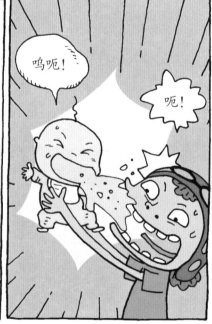

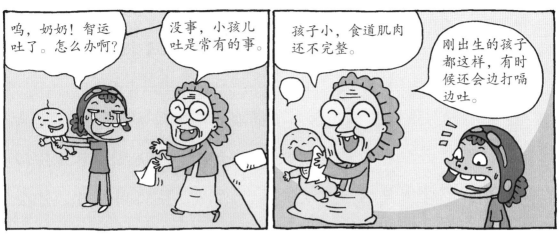

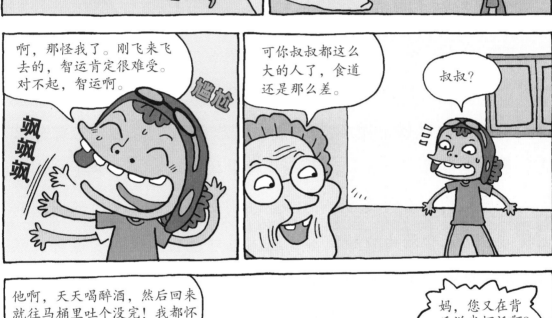

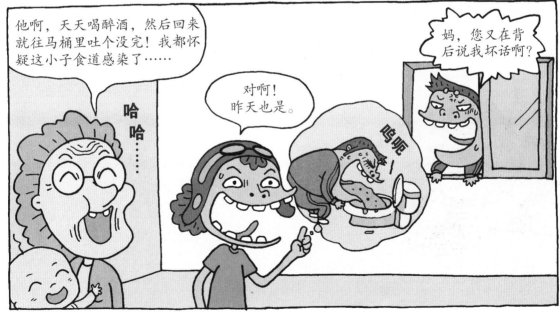

55

喉咙到胃之间的通道——食道

成年人的食道为长度约25厘米的肌肉管道。食道上下两端有可紧缩型括约肌，但婴儿的括约肌仍处于未发达状态。婴儿阶段中的各个器官都是需要进一步发育的。所以，婴儿喝奶时，才会边打嗝边吐。

医院里有一个科叫耳鼻喉科，这是专门诊断耳、鼻、喉、咽的地方。其中，咽指的是食道的入口，喉则是气管的入口。当你照着镜子张大嘴的时候，是不是就能看到悬雍垂？你觉得它有什么功能？悬雍垂俗称"小舌"，是在口腔中软腭后缘正中悬垂的小圆锥体，肌质结构，表面覆盖黏膜，平时稍向下垂，进食时随同软腭向上收缩，防止食物由口腔蹿入鼻腔。另外，食物进入食道时，喉上的会厌自动关闭，因此当吞咽食物时，是无法呼吸的。但是，由于婴儿的食道太高，在吸奶的时候也会呼吸。猫咪也是如此哦。

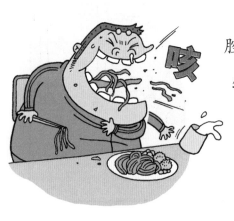

总的来说，就是悬雍垂防止食物蹿入鼻腔，会厌防止食物进入气管，由舌头将食物推入食道中。如果不采取这些措施，食物就会进入鼻腔或气管。这种情况，其实在现实里也会发生，那就是人们常说的"呛到了"。

❓ 倒立后吃饭会怎么样?

食物进入食道后，将以每秒2~4厘米的速度下降。也就是说，不到10秒就会抵达胃部。水的移动速度最快，直接吞咽硬糖果时的速度非常慢。我想大家也体验过吃药粒时，药粒在食道慢慢下落的那种感觉。那是食道肌肉通过收缩运动来移动食物。因此就算是倒立进食，食物也会通过食道进入胃部。

❗ 有意与无意带来的痛苦!

吃太多，有很大概率出现反酸现象，几乎所有人都碰见过这种事情。简单解释反酸，就是胃液倒流后通过食道进入嘴里。另外，有些人会故意将手指伸进咽喉部位来呕吐。收缩胃部打开括约肌的行为是很痛苦的，建议大家尽可能不要去尝试。

食物的通道只有一个，那就是食道!

当你不小心呛到，就会伴随着咳嗽声喷出食物，让饭桌成为阿修罗地狱。这是我们不可控的"气管反射"，也就是大脑无法控制的反应。因为，我们的身体很清楚，食物通过气管进入支气管和肺的话会出大问题。我们的身体真的是很神奇，很精密。

洪曼的胃特伟大

知识搜索：1. 被称为"物理消化的最终关卡"的胃
2. 被称为"水坝"的括约肌

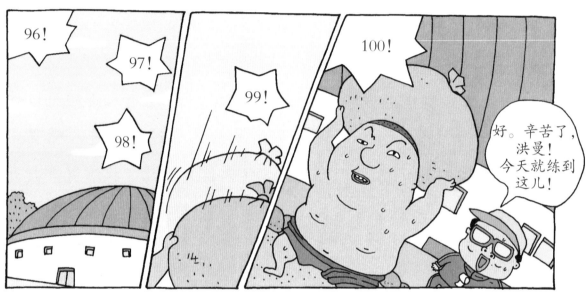

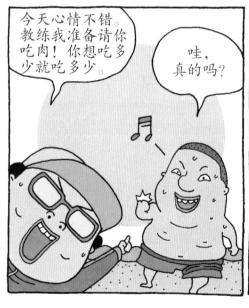

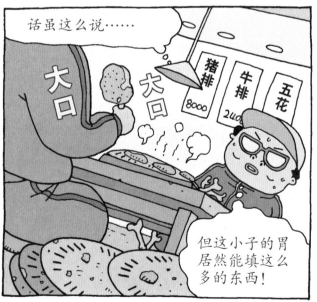

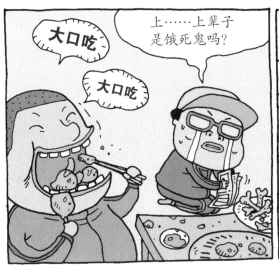

大口吃

大口吃

上……上辈子是饿死鬼吗？

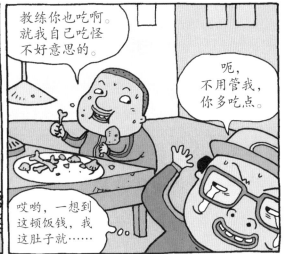

教练你也吃啊。就我自己吃怪不好意思的。

呃，不用管我，你多吃点。

哎哟，一想到这顿饭钱，我这肚子就……

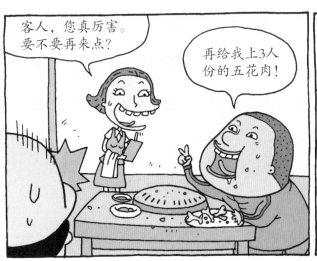

客人，您真厉害。要不要再来点？

再给我上3人份的五花肉！

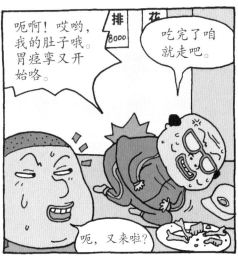

呃啊！哎哟，我的肚子哦，胃痉挛又开始咯。

吃完了咱就走吧。

呃，又来啦？

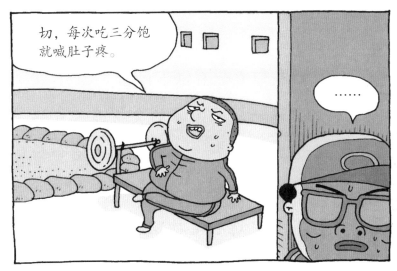

切，每次吃三分饱就喊肚子疼。

……

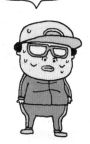

对不起啊。等你当了冠军，我就让你好好吃一顿。

物理消化的最终关卡——胃

胃，俗称"饭桶"。我们通常将一些无所事事或没什么能力却能吃的人叫"饭桶"或"吃货"。"一日不做，一日不食"，这句话也是很有道理的。

吃草的动物叫草食动物，而吃肉的动物叫肉食动物，人类则是因为肉草都吃，称为杂食动物。米、生菜、水果、鸡蛋、海鲜、鸡肉、猪肉……将我们所吃的食物一一列举，你觉得会有多少种？当你数一会儿，就能体会到"除了天上的飞机、海里的潜水艇、学习用的书桌，全都能吃"这个比喻有多恰当了。

胃空空如也的时候，会蜷缩起来，皱巴巴的，可一旦吃多，就会快速扩张。这都要归功于肌肉的极强伸缩性。一般情况下，胃一次性最多可储藏1.5升食物，不少吧？据说，壮硕的相扑选手可连着吃20人份的烤肉哦。

总之，胃肠并不是单纯的储藏用器官。让我们看一看以下内容。

胃啊，快快消化吧。

第一，被嚼碎的食物进入胃部，通过15~20秒一次的胃蠕动，使食物与胃液充分接触，直到食物变成浓粥模样。这也是物理消化的一种。如果在嘴里细嚼慢咽，那这些食物在胃里的时间就越短，时间越短，就意味着胃的负担越小，不是吗？以碳水化合物为主的食物，一般会在胃里停留2~3个小时，而以脂肪为主的食物会停留3~4个小时。

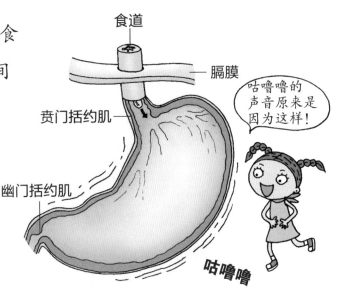

食道

膈膜

贲门括约肌

幽门括约肌

咕噜噜的声音原来是因为这样！

咕噜噜

我们之所以能听到"咕噜噜"的声音，是因为胃里的食物流入十二指肠时，空气也随之流入而发出的声音。肚子里发出来的声音其实就是空气在肚里的振动音。食物流入小肠时，不会一次性全部流进去，而是张合"幽门"，让食物慢慢流入，这被人称为"幽门反射"。幽门反射与延髓反射一样，都不受大脑的控制，而是在脊髓位置刺激运动神经而引起的反射。排便反射应该也是如此吧？关于这个，我会在大肠部分细述。如果好奇，你也可以翻到那一页先看。

第二，部分蛋白质会被胃蛋白酶分解成简单的结构物。这种过程称为加速分解，即"消化"。这是化学消化，而不是物理消化。这个过程中会吸入水或酒精等可吸收的各类元素。

在食道篇中已经讲述过反酸。"酸"，意指酸性。

每个人都有过消化不良、酸水直往上冒的经历。是不是难以忘怀？事实上，酸水产生的原因就是胃液中盐酸的存在。

可问题来了。为什么在那么高浓度的酸液之下，胃壁却丝毫不受影响呢？胃壁既然也是由蛋白质构成的，应该会被胃蛋白酶分解消化啊。这是由于胃壁上涂抹着一层厚厚的黏液蛋白质——"黏蛋白"，它可以中和其他的刺激性物质。高浓度酒精或辣椒等刺激性食物之所以无法轻易危害胃，也是因为有黏蛋白的保护。即便食物材料再干净，里面也会或多或少地存在细菌、霉、病毒。胃液为强酸性（pH 1~2），拥有杀菌功能，可以杀掉各类细菌。听说，胃液连砖地都能清洗干净。

胃壁脱落的瞬间，胃酸会立刻使伤处产生疼痛感，这就是胃炎。当脱落的那一部分向附近蔓延时，就会出现洞，这就是胃溃疡。一旦得了胃溃疡，人会非常痛苦。这时，成年人就会喝一些黏稠的药水，这种药水就是能中和酸的碱性解酸药。如胃

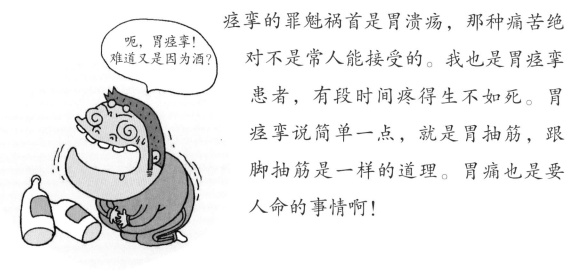

痉挛的罪魁祸首是胃溃疡，那种痛苦绝对不是常人能接受的。我也是胃痉挛患者，有段时间疼得生不如死。胃痉挛说简单一点，就是胃抽筋，跟脚抽筋是一样的道理。胃痛也是要人命的事情啊！

❗ 一定要小心幽门螺杆菌！

当人健康时，黏蛋白可以有效地保护胃壁，可一旦天杀的幽门螺杆菌分泌毒性物质破坏黏蛋白膜，胃壁就会立刻受到盐酸或酶的攻击。连砖地都能清洗干净的胃液为什么能杀其他的病原菌，但就是奈何不了幽门螺杆菌？貌似是很厉害的细菌啊！这家伙还会诱发胃癌哦。

❓ 心态好，吃饭香的原因是什么？

胃里也是有交感神经和副交感神经等自主神经的。心情不好的时候，会刺激交感神经；而心情好的时候，会刺激副交感神经。神经对胃的影响很大，比如当你生气的时候，会降低消化功能。"饿肚子可以，但心情不能差"。尤其是，吃饭的时候心情一定要好！胃是神经性器官，当交感神经处在紧绷的状态下，不仅会阻碍胃液分泌，还会影响胃的蠕动。为了使副交感神经获得充足的动力，强烈建议大家经常微笑，以平和的心态面对生活。

我们体内也是有水坝的哦。

我们体内拥有可紧缩消化器官的肌肉，它被称为"括约肌"。比如，防止胃里的食物逆流至食道的贲门括约肌；胃和小肠之间的幽门括约肌；小肠和大肠之间，或者肛门与膀胱的尽头也有括约肌。有了括约肌的约束，食物或排泄物才得以安分守己地向固定方向移动。

九折羊肠的道路与无限挑战

知识搜索：1. 被称为"九折羊肠"的小肠

2. 呈弱碱性的小肠

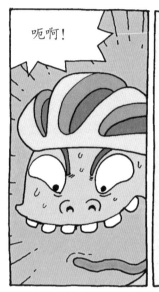

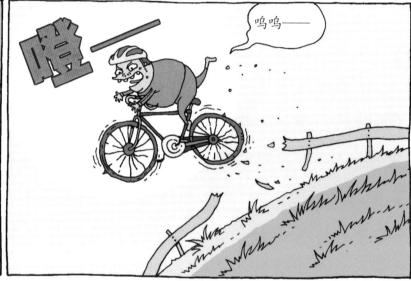

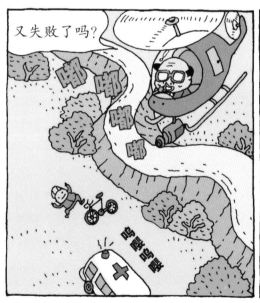

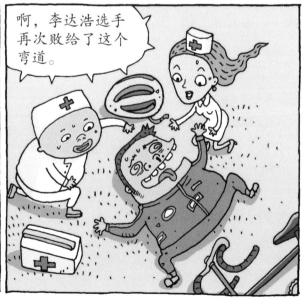

因为很像弯弯曲曲的小肠而冠以九折羊肠的这个道路，似乎是所有选手的一大难题。

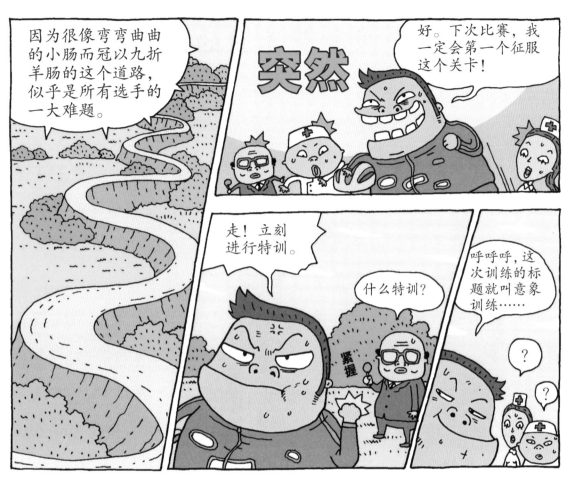

突然

好。下次比赛，我一定会第一个征服这个关卡！

走！立刻进行特训。

什么特训？

呼呼呼，这次训练的标题就叫意象训练……

?

?

紧握

你觉得哪个食物跟这个弯道很像？

有……有吗？

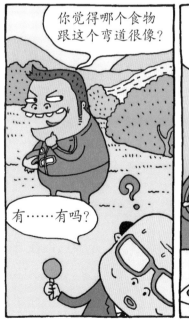

今天开始我要顿顿吃又长又弯的米肠，让它时刻提醒我这次的耻辱……

米肠

狂啃狂啃

已经吃上了啊。

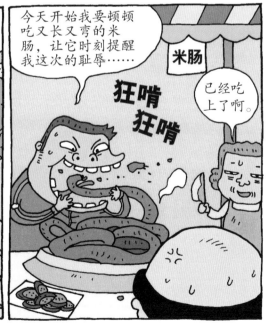

食欲胜过体能训练的李达浩选手！现场采访就到这里。

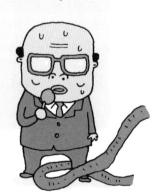

吸收营养素的
小肠

人的小肠长度平均是6~7米，大肠则不超过1.5米。再加上食道和胃，最长可接近9米。所以经常有人把肠子比喻成晾衣绳。

作为草食动物，山羊或绵羊的肠子是特别长的。与此相反，肉食动物的肠子很短，杂食动物居中。

肉食动物行动敏捷，性情暴躁，而草食动物则是行动缓慢，性情温驯。如果从各个角度分析历史人与现代人的品性，会得出什么样的结论呢？之所以说西方人进攻欲、破坏欲、征服欲很强，难道跟食性没有一点关系吗？总之，牛的肠子长度为60米，是身躯长度的22倍，而猪的肠子是身躯的16倍，人类大概相差5倍。

九折羊肠，单从字面上是指弯折9次的羊肠，其含义则是人的一生曲曲折折，犹如一条弯绕的山路，难以爬行。一想到我们体内也有这样的九折羊肠就觉得很有趣。9米长晾衣绳级别的肠子之所以能塞进我们的肚子里，是因为它们被层层缠绕。还是难以理解的话，你也可以想象一下，一根小木棍上能缠多少圈的细线。蝌蚪的肠子也是如此。肠子相互缠绕的原因，也是为了在有限的体积里塞入更多的量。

在现实当中，你也经常会碰到这种情况。比如，在你们进入机场过安检的时候，可以看到排队的方式很怪，弯弯曲曲，塞满了整个空间。这就是为了有效利用局限的空间，使资源利用实现最大化。每当这时候，我的脑袋里会蹦出一句，"我就是肠子的一分子"。

那，大家有没有发现，之所以将肠子分为小肠和大肠，不是由于大肠比小肠长，而是因为大肠比小肠粗的原因呢？

让我们仔细分析一下。小肠分为3个部分，胃之下，按顺序为十二指肠、空肠、回肠，大肠则蜿蜒曲折地穿梭在其中。

黏稠的食物从胃部流下来的过程中，会有大量的胰液和胆汁流入十二指肠内。十二指肠是位于幽门出口(及胃的出口)的一段肠管，包裹、缠绕胰腺头呈"C"状，因其长度约等同于自身手指12根并列时的长度，故名叫十二指肠。

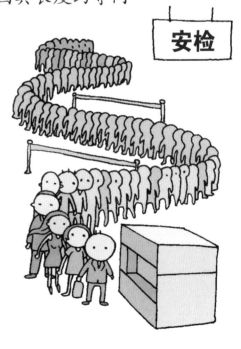

在小肠里，胰液内的各类强力加速分解酶，以及肠子本身分解的肠液会与食物快速混合。关于胰液与胆汁，我会在以后的故事里详细讲解，请大家耐心等待。

可是，胰液与胆汁也不是随随便便就会分泌出来的，而是在胃

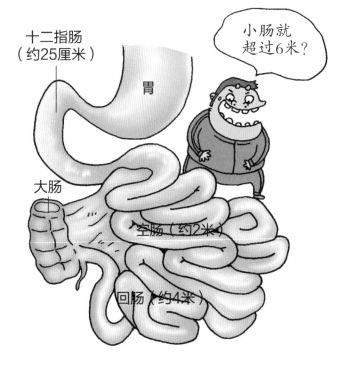

十二指肠
（约25厘米）

胃

小肠就
超过6米？

大肠

空肠（约2米）

回肠（约4米）

下方的幽门进行开关运动，允许食物流入时，才会集中分泌。洞口也有括约肌，因此可以调节流量。它就是在谈及胃的时候提到的人体水坝——幽门括约肌。

与食道、胃一样，小肠不仅可以通过蠕动来移动食物，它还可以进行分节运动，这是其他器官不曾拥有的运动方式。分节运动通过环行肌为主的节律性收缩和舒张运动，有效混合食物与酶，使碳水化合物分解成葡萄糖，蛋白质分解成氨基酸，油脂分解成脂肪酸与甘油。经过消化的低分子物质为水溶性，可以渗透进我们体内的细胞。

❓ 小肠壁上到底有什么?

小肠上皱纹多,上面还有无数手指模样的细小绒毛。差不多1立方毫米里有30个。不仅如此,这些绒毛身上还会长出无数细小的突起。小肠上为什么有这么多的皱纹和突起呢?将你母亲的皱裙展开,你就知道其中的缘由了。皱纹和突起的出现,依旧是为了在有限的空间里,实现极宽的表面积。正因如此,一旦张开小肠,就有约600倍的超宽表面积,吸收养分的面积也就无限扩大了!我们体内的所有组织和器官皆是如此。

❗ 吸收六大营养素!

碳水化合物、油脂、蛋白质在小肠里分解成为葡萄糖、氨基酸、脂肪酸、甘油后,被绒毛吸收,其他无法吸收的,则流入大肠,通过大肠菌进行分解。作为参考,碳水化合物、蛋白质、油脂等三大营养素需要通过消化酶来实现消化,而水、维生素、矿物质则直接被水溶解吸收。请记住,碳水化合物、油脂、蛋白质拥有能量,而水、维生素、矿物质则没有能量。

身体是可以改变酸性的哦。

前面已经讲过,胃液是强酸性(pH1~2),但小肠却呈弱碱性(pH7~8)。这是因为,进入小肠中的食物会受肠液、胰液、胆汁等碱性物质影响而呈碱性。唾液则接近中性。在体内,还可以经历中性—酸性—弱碱性的酸度(酸性与碱性)变化,确实是件有趣的事。

只要是对身体好的，全吃

知识搜索：1. 堪比"爱情"的维生素

2. 维生素不可以多，也不可以少

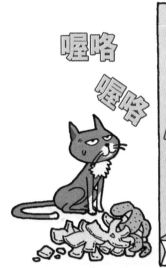

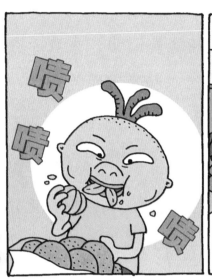

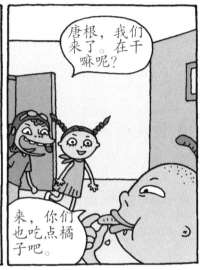

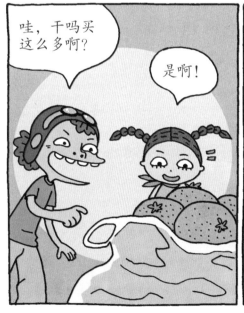

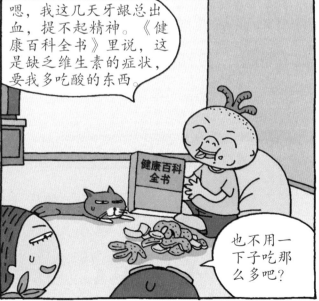

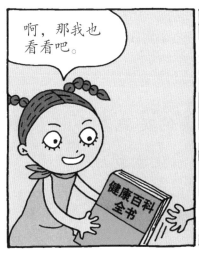

啊，那我也看看吧。

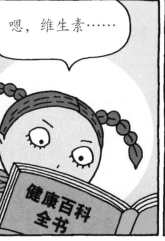

嗯，维生素……

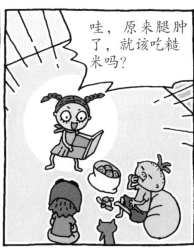

哇，原来腿肿了，就该吃糙米吗？

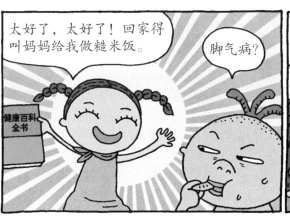

太好了，太好了！回家得叫妈妈给我做糙米饭。

脚气病？

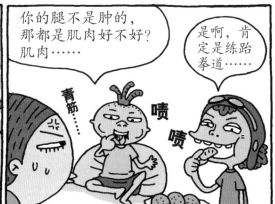

你的腿不是肿的，那都是肌肉好不好？肌肉……

青筋……

啧啧

是啊，肯定是练跆拳道……

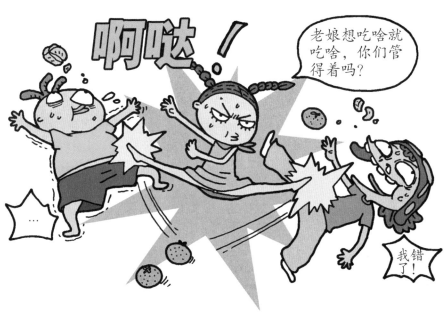

啊哒！

老娘想吃啥就吃啥，你们管得着吗？

…

我错了！

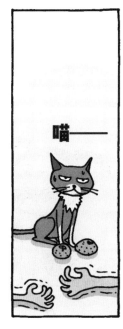

喵——

爱我，就为我补充维生素吧！

"哦！你是我的维生素！""专为疲惫的灵魂准备的维生素！"你所爱的那个人是维生素？我的天，维生素到底哪儿好，居然能被比喻为神圣的爱情呢？当你知道真相后，就知道维生素有多值得我们去敬畏了。

经过漫长的岁月，走过了无数弯路后，人类才意识到维生素的存在。到了18世纪，我们才知晓了多吃橘子有益于治疗坏血病。而且，到了19世纪，我们才知道吃糙米对腿肿有着很好的效果。到了20世纪，我们才真正确定了维生素的存在。1906年，英国的生化学家弗雷德里克·哥兰·霍普金斯确定了食物中除含有碳水化合物、蛋白质、油脂、矿物质、水以外，还有其他的辅助营养素，它就是维生素。1912年，科学家卡西米尔·冯克发现糙米当中含有含氮物质——氨，他将这种物质命名为vital amine，最后更名为"维生素（vitamin）"。

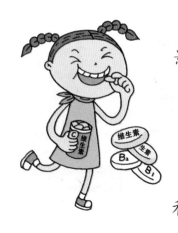

新陈代谢的过程当中，必然会有酶的身影。酶的主要成分为蛋白质，而协助酶的辅酶就是维生素。B族维生素（B_1、B_2、B_6、B_{12}）是典型的辅酶。目前，虽然未证实维生素C是否在以辅酶的身份运作，但它却是骨骼和牙齿生长的必需品，对治疗伤口也有帮助。

❓ 需要持续补充维生素吗?

在植物、动物，甚至是细菌或酵母里，维生素都是很重要的有机化合物。可这也不意味着每个生物都需要它。因为有些生物可以自我合成，而有些生物则完全不能合成。除了个别几种动物，几乎所有的动物都无法自行制造维生素。所以，大部分动物只能从植物身上获取生存所需的维生素，且维生素在体内存在一段时间后就会失去相应的功能，因此需要通过持续地进食或吃药来补充。无能的动物们！如果没有植物供给，全都要灭绝了吧?

❗ 维生素犹如爱！

我们生存所需的数千种必需物质当中，就有维生素。而且，我们尚不能一一确认那数千种物质到底都是什么。我们的周围充满了未知。维生素无可替代，堪比"爱情"！缺乏维生素，你就算吃山珍海味，对健康也没有任何效果。

维生素不可以多，也不可以少。

水溶性B族维生素、维生素C稍微吃过量，就会被水溶解，以小便的形态排出体外。脂溶性维生素（A、D、E、K）一多，就会起反作用，即引发维生素过多症。多也不好，少也不好，只要在食物当中含一点点，就足够了。

想不想尝尝卧薪尝胆的苦味？

知识搜索：1. 草食动物没有胆囊
　　　　　2. "卧薪尝胆"一词的由来

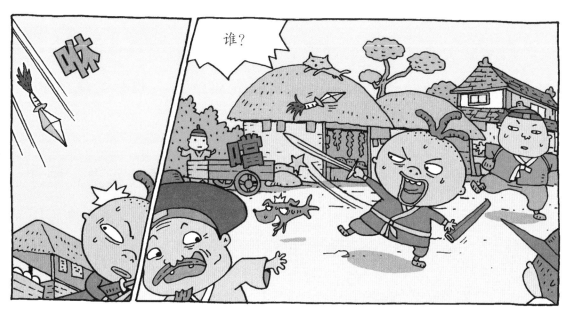

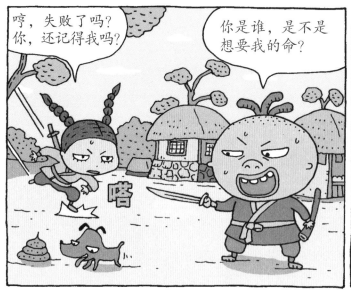

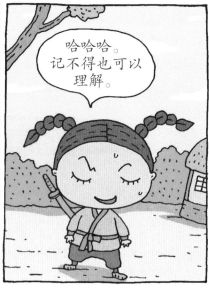

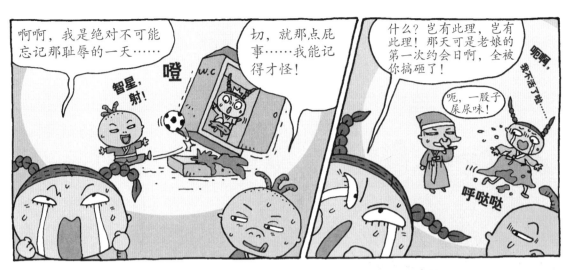

啊啊，我是绝对不可能忘记那耻辱的一天……

切，就那点屁事……我能记得才怪！

什么？岂有此理，岂有此理！那天可是老娘的第一次约会日啊，全被你搞砸了！

呃，一股子屎尿味！

呼哒哒

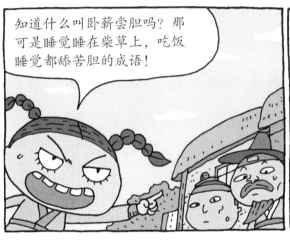

知道什么叫卧薪尝胆吗？那可是睡觉睡在柴草上，吃饭睡觉都舔苦胆的成语！

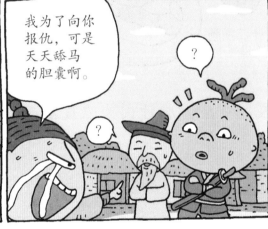

我为了向你报仇，可是天天舔马的胆囊啊。

？

？

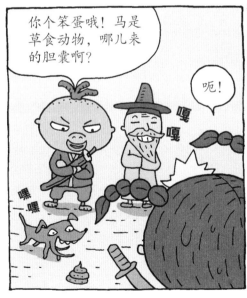

你个笨蛋哦！马是草食动物，哪儿来的胆囊啊？

呃！

嘎嘎

嘿嘿

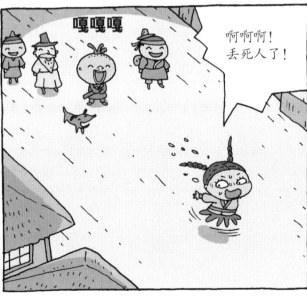

嘎嘎嘎

啊啊啊！丢死人了！

草食动物没有胆囊

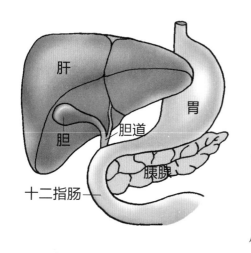

先介绍一下与十二指肠连接在一起的胆囊、肝、胰腺，再讲解大肠吧。

胆囊位于肝的右下方，是长度7~8厘米，宽度4厘米的口袋。胆囊与十二指肠之间的通道称为"胆道"。胆囊每天分泌的胆汁为0.5~1升。虽然在胆囊里，胆汁因为浓度高而接近绿色，但溶在水里，则是淡黄色的。当你去海鲜餐馆时，可以看到小碟子里放置的鱼胆。

由肝制造的胆汁会储存在胆囊里。当胃中的食物流下来时，胆囊会通过自我收缩挤出胆汁。胆汁虽然没有直接参与消化的消化酶，但可以将油脂成分乳化，变成牛奶状，帮助消化。因此，剔除胆囊的人因为油脂消化能力下降而不能吃油腻的食物。进而，像山羊、獐、马等纯食草动物也没有胆囊，因为完全不需要。仔细一想，原来没有胆囊的动物不止我一个啊。

❓ 胆囊里也会有石头？

胃痉挛很疼是吧？但胆结石比它还要疼，其疼痛强度可以比拟女性产子的疼痛。当我得知自己的胆道里有结石之后，也是无奈地做了割开肚皮的大手术。添油加醋一点，当时里面塞着两个拇指大小的石头，胆囊也感染了。在肝里生成的结石真如石头般硬邦邦的，而在胆道形成的结石则以胆固醇为主要成分，因此更硬。我告诉你们，其实高僧火化后出现的舍利子就是胆结石。

❗ 有些人会拉灰色的屎哦！

剔除胆囊的人，体内无法储存胆汁，因此会不受反射影响地一点点流出来。这些无法储存的胆汁会损伤大肠。大家还记不记得胆汁里含有胆红素的这件事呢？我还讲过胆红素是屎呈黄色和小便颜色为淡黄色的根源。得了黄疸病的人，因无法让胆红素和屎相结合，使得屎的颜色近似灰色。该出去的出去，该进入的进入，才是最正常的哦。

胆汁的味道很苦。

春秋末期，越王勾践每天睡在柴草上，临睡前用舌头舔舔鹿胆的苦味，以此来提醒自己过往的苦日子，目的是要发奋图强，报仇复国。卧薪尝胆一词就是由此而来。

特别喜欢肝的龙王

知识搜索：1. 被称为"身体里的保安室"的肝

2. 具有很强再生能力的肝

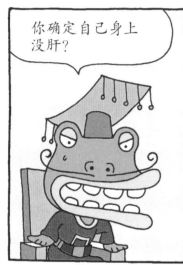

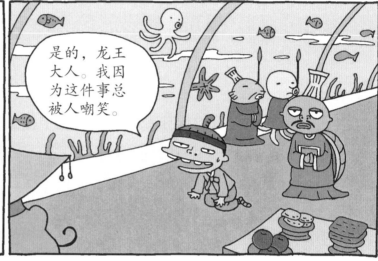

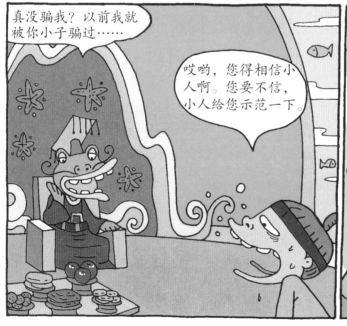

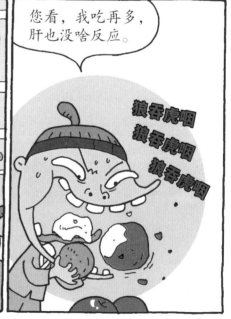

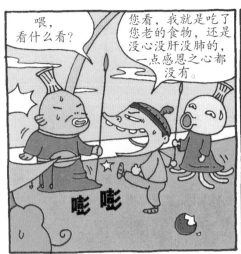

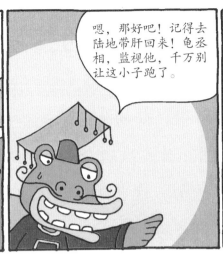

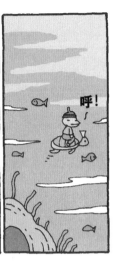

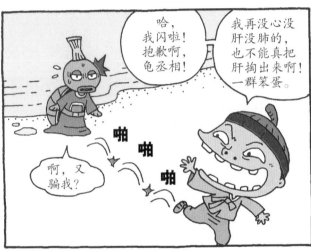

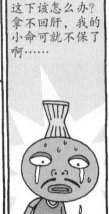

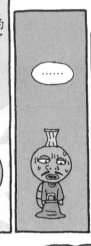

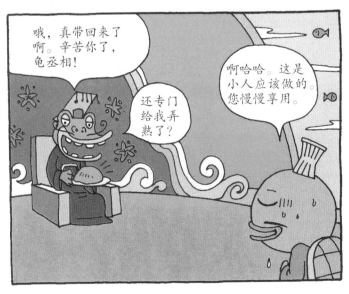

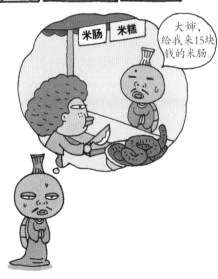

我们身体里的保安室——肝

五脏六腑当中，肝的体积最大，活儿也很多。根据推断，肝功能应该超过500种。从这句话我们可以推测，人类还没有对自己的身体研究透彻。这也是，人体奥妙千千万万，哪儿是一时半会儿就能研究出来的呢？

肝的重量约为1.5千克，位于右肋骨的下方。肝分左右叶，右叶大于左叶。一般情况下，将手伸到右肋骨外摸是无法清晰地感觉到肝的；但当患有肝硬化而使肝膨胀时，专业医生就可以用手去摸，查看肝的状态。

肝藏在肋骨下方的这件事很是有趣。前面讲过，在人体的胸和肚子之间，横放着一层膈膜。其中，胸廓位于上方，保护心脏与肺。但肝明明待在腹腔中，却仍受胸廓的保护。

假如肝不受肋骨的保护，位置也发生改变的话，会发生什么样的事情呢？

关于肝的成语很多，耳熟能详的有赤胆忠肝、忠肝义胆、全无心肝等。其中，赤胆忠肝和忠肝义胆皆意指忠心。而全无心肝则比

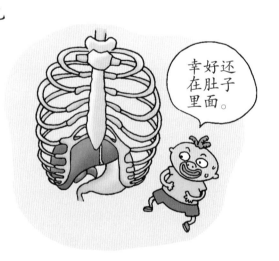

幸好还在肚子里面。

喻不知羞耻。历史中，忠心这一词有多重要，不用再跟大家重复一遍吧？既然肝能与忠心相提并论，就知道肝在身体内的作用有多大了吧？

接下来，讲一下肝的工作。肝可以将葡萄糖合成为糖原，也可以将糖原重新分解成葡萄糖。通过碳水化合物代谢制造出来的葡萄糖，因胰腺分泌的胰岛素而变成糖原后，储藏在肝里，剩余的则进入血液，流向全身。另外，转换得来的糖原也会储藏在肌肉里，在我们运动时，糖原就会分解，被身体吸收。因此，锻炼肌肉可以预防糖尿病哦。预防糖尿病的最好方法就是运动，锻炼肌肉！

除此之外，一旦血液中的糖分稀缺，肝会立刻分解糖原作为补充。含在血液里的葡萄糖称为"血糖"，它对大脑的功能极为重要。葡萄糖是大脑获取能量的主要途径，占总能量值的70%。因此，在你学习的时候吃一些糖会提高学习效率，一定要试一试哦。

肝是利用小肠吸收的氨基酸来制造蛋白质的。白蛋白就是最典型的蛋白质。蛋白质是所有细胞的基本物质，也是酶和抗体的主要成分，这部分内容我在讲免疫的时候有提过，大家还记得吗？氨基酸一旦在细胞里分解，就会生成对人体有害的氨。肝的工作之一，就是将氨转化为有害程度较小的酶。产生尿臊味的酶也是由肝制造的，而不是肾。肝不好的人需要吃高蛋白质的食物。但是吃太多，又无法正常进行酶的合成工作，因此氨就会有

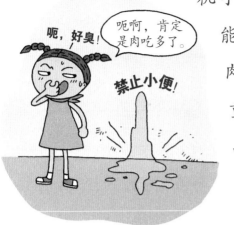

呃，好臭！

呃啊，肯定是肉吃多了。

禁止小便！

机可乘，开始伤害各类器官。这跟维生素不能吃太多也不能吃太少是一样的道理。肉等蛋白质食物吃太多，撒出尿来臊味重是必然的。这种尿可是植物的大补品，可以为它们提供充足的氮！其实，比起尿臊味，屁味才是熏人的！

肝为了调节我们体内的各种荷尔蒙，会故意破坏一部分荷尔蒙。你们知道男性会产生女性荷尔蒙，女性也会产生男性荷尔蒙这件事吗？可是，男性的肝会破坏女性荷尔蒙，女性的肝会破坏男性荷尔蒙。所以，男性才能保持爷们状态，女性才会保留女性的一切特征。这就是所谓的"第二性征"。

当人渐老，肝功能也会退化，破坏异性荷尔蒙的能力下降而产生男性女性化、女性男性化的现象。比如，老爷爷的睾丸收缩，乳房增大，老奶奶的声音变得洪亮，生胡须。当知晓这种新知识时，心潮澎湃，不自觉地发出感叹声是完全可以理解的。比如，来一句："啊，居然是这样！"

女人的平均寿命大于男人的原因之一，就是女性对病很敏感，只要身体稍有异常就会去医院，而男性则会有侥幸心理而见怪不怪。自己的车一有点毛病就会去修理，但身体出现异常，也只是自我安慰，不理不睬，这就是男人！

❗ 肝会分解所有有害物质！

安眠药或抗生素等药物需要隔一段时间才能吃，这是为什么呢？假如肝无法分解这类药物，那你只要吃过一次这类药物，它们就永远无法被分解，人就会永远陷入睡梦之中。是不是想一想就恐怖？烟酒也是一样的。比如，酒中的大部分成分需要依靠酒精分解酶才能成功分解，因此肝的压力会很大。这要是偶尔喝也无所谓，但天天喝的话，神仙也受不了的，不是吗？

❓ 肝受损了也能再生？

小肠吸收的营养成分中，大部分都需要通过肝的帮助才能流遍全身。综合意义上来讲，肝是不是承担了最复杂、最重要的工作呢？与其他的重要器官一样，肝要是受损，是很危险的。肝的神经很迟钝，它很难感受到疼痛。但因为肝有很强的再生能力，就算切开一半，也能实现移植。

肝可以将脂肪酸转化为油脂。

肝可以将消化完成的脂肪酸和甘油重新转化为油脂。不仅如此，甘油的合成也是在肝中进行的。性荷尔蒙、肾上腺皮质激素的合成也离不开肝。另外，葡萄糖转化为油脂的过程也是在肝里进行。吃饭就胖，也是糖转化成了脂肪的原因。

多关心关心你的胰腺吧

知识搜索：1. 被称为"多人游戏超级器官"的胰腺
　　　　　2. "内分泌"与"外分泌"的区别

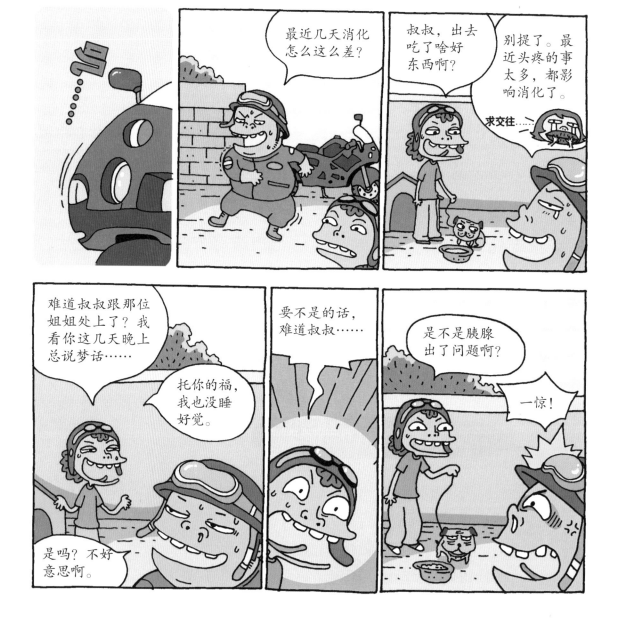

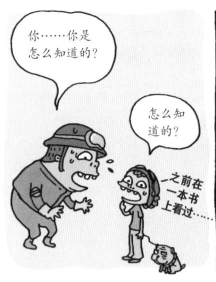

你……你是怎么知道的?

怎么知道的?

——之前在一本书上看过……

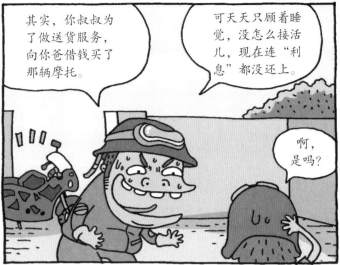

其实,你叔叔为了做送货服务,向你爸借钱买了那辆摩托。

可天天只顾着睡觉,没怎么接活儿,现在连"利息"都没还上。

啊,是吗?

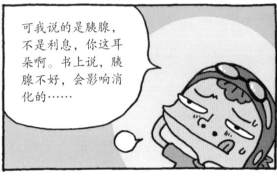

可我说的是胰腺,不是利息,你这耳朵啊。书上说,胰腺不好,会影响消化的……

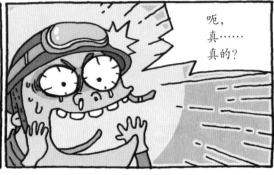

呃,真……真的?

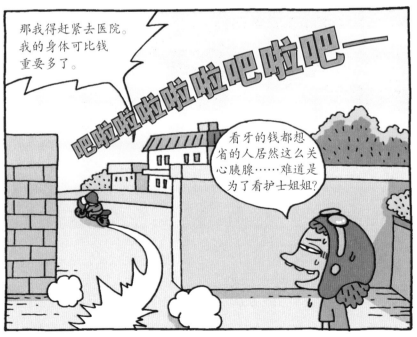

那我得赶紧去医院。我的身体可比钱重要多了。

吧啦啦啦啦吧啦吧——

看牙的钱都想省的人居然这么关心胰腺……难道是为了看护士姐姐?

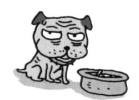

无业游民也就算了,连身体都差成这样,唉!

多人游戏超级器官——胰腺

胰腺是兼备内分泌与外分泌的特殊器官。胰腺不仅可以合成各类消化液，还能制造称为"胰岛素"的荷尔蒙。通常，一个器官只负责一项工作，但胰腺却分担了两项工作。我们是不是可以称它为超级器官呢？

也许大家不太明白"内分泌"与"外分泌"的区别。内分泌就是字面上的意思，往里分泌。即制造的荷尔蒙会进入血管内。而与此相反，外分泌意指向外分泌，即分泌物往外流。比如唾液、胃液、胰液、肠液这样的消化液，或汗水、眼泪、鼻涕等皆属于外分泌。你只要记住，只有荷尔蒙会进行内分泌。

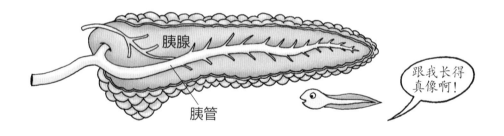

胰腺位于胃的身后下方，呈躺状，其长度为15厘米，宽为5厘米，形似蝌蚪。呈淡黄色，重量约100克。一般的鸡蛋重量为60克，这样够形象吧？胰腺每天制造1升左右的胰液。可这小家伙却保证了我们的生命延续。一旦胰腺出问题，不仅会导致消化不良，还会因缺乏胰岛素使我们患上糖尿病，以及胰腺炎、胰腺癌。

先让我们看一看胰腺的外分泌特点吧。胰腺生成的强力消化液会与胆汁一起流入十二指肠。比起强酸的胃液，pH为8.5左右的胰液呈弱碱性。胰液在胰管内的消化腺中生成，在食物通过胃部进入十二指肠时集中流入。

胰液拥有二十余种消化酶，其中最为大家所熟悉的，那就是可分解蛋白质、脂类、碳水化合物的淀粉酶、脂肪酶和胰蛋白酶。唾液也含有淀粉酶，当食物在嘴里被咀嚼时，其中淀粉会分解成二糖类，而其余没有被转化的淀粉则会被胰腺里的淀粉酶分解成二糖类。身为二糖类的麦芽糖、果糖分解多糖类的葡萄糖，形成了可吸收的系统。这就是所谓的碳水化合物的消化。

那油脂呢？当油脂流下来后，胰腺中的脂肪酶会将其分解为脂肪酸和甘油，这两个是可以直接吸收的。而胰蛋白酶则会将高分子物质——蛋白质分解成肽，然后被小肠中的肠液分解成可吸收的氨基酸，形成了一个完整的消化系统。

结论之一，就是胰液中含有可分解蛋白质、脂类、碳水化合物的酶。因此，在我们所用的消化剂里，就含有从猪或牛的胰腺中提取的消化物质。可分解蛋白质、脂类、碳水化合物的所有消化酶都包含在胰液里，所以才会将其精炼，制成消化剂。

接下来，该讲一讲胰液的内分泌了。简单来说，就是要讲关于胰岛素的事了。大家知道，人老了最怕得的病就是跟"血"相关的病。比如高血压、高血糖、高血脂。虽然也有遗传的原因，但这类病症最是喜欢缠着肥胖之辈哦。

胰腺除了胰岛素外，还会制造可提高血糖的胰高血糖素。胰高血糖素提高血糖，胰岛素降低血糖，胰腺当中就形成了这种拮抗作用。这类一定程度上凝滞血糖浓度的现象称为"体内平衡"。血糖多也不行，少也不行。当胰岛素降低血糖时，胰高血糖素的分泌就会瞬间加快，立刻提高血糖。血糖一升一降，一降一升，犹如荡秋千。

血糖的浓度过高时人就应该提高警惕了。因为身体内的细胞应该吸收它们，然后分解成为热与能量，但显然现在是出现了什么问题。血液中的葡萄糖过度时，不可避免地会以小便的形式排出体外，因此才会称作"糖尿"。

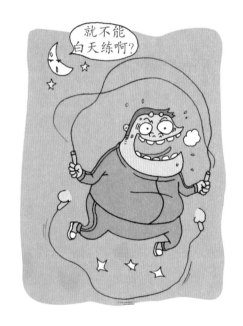

糖尿病的所有症状跟老化现象一模一样。所以，一旦得了这个病，人就会极速衰老。让细胞维持年轻状态的最好方法就是运动！所以医生才会叮嘱血压高或血糖高的人多多运动。毕竟我们的身体要比自己的车重要，多关注、多在乎是没有错的哦。

❓ 消化不良时，去查查胰腺吧！

胰腺跟其他消化器官一样，为了不被自己分泌的酶分解而拥有保护膜。而胰腺因为某种原因使自己被消化的病，称为胰腺炎。慢性胰腺炎，不仅会导致消化不良，还会因为缺乏胰岛素得糖尿病。消化不良的人，给他点放面粉的假药，也会有些效果。这就是胃药（安慰剂）的效果。

猪和人有许多共同点。

脊椎动物的激素与人类毫无差异，因此可以精炼出来供人食用。可是，相比牛，猪的药效更好。胰岛素不足，就要打合成针，这时候猪的胰岛素效果是最好的。这就表示猪和人很相似。遗传工程学也在着力研究猪脏器的人体移植研究哦。

大肠菌带来的慌乱

知识搜索：1. 没有绒毛的大肠壁
          2. 为什么经常放屁有助于拉屎?

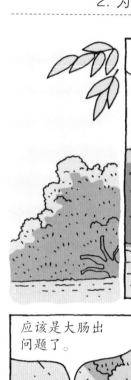
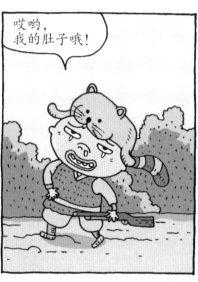
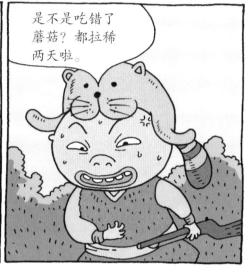
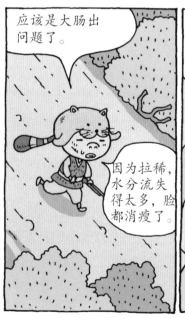
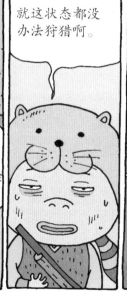
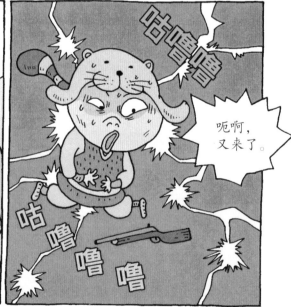

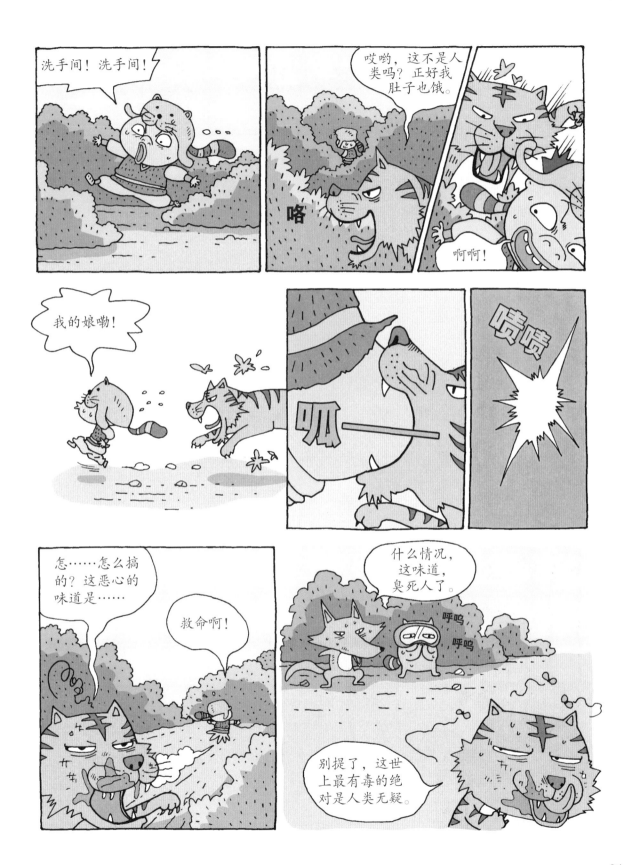

消化器官的终点站——大肠

接下来，话题转移到大肠吧。首先，小肠的回肠与大肠的起点——盲肠之间会有一道水坝。它被称为回盲肠瓣，作用是限制大肠内的东西一股脑地流向小肠。

大肠分为盲肠、结肠、直肠3个部分，其长度约1.5米。大肠的绝大部分由结肠占据，而结肠又分升结肠、横结肠、降结肠和乙状结肠4个部分。屎的模样就是在乙状结肠里完成的。乙状结肠下方有一个短直肠。

猪大肠就是所谓的肥肠，大家应该知道吧？我教你一个笑话，当朋友腹泻时，回一句："你的肥肠出问题了？"他会做何感想呢？当然，这是跟要好的朋友才能开得起的玩笑。

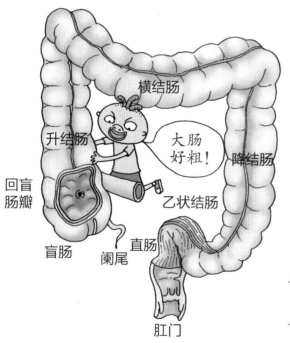

横结肠
升结肠
大肠好粗！
降结肠
回盲肠瓣
乙状结肠
盲肠
阑尾
直肠
肛门

大肠的第一站是盲肠。盲肠下端有一条拉长的小突起，称为阑尾。人类的阑尾退化，成了小指大小。很久很久以前，当人类仍以草为食的时候，阑尾仍存在，但之后开始慢慢退化了。

大肠可以说是一个化粪池。每天，小肠吸收完所有的养分后，其残渣将进入大肠内。量大致在1.5升，为浓稠的液体形态。因为大肠壁上没有绒毛，很是光滑，因此不会在此形成营养吸收过程。大肠只负责吸收水，1.5升当中吸收1.35升。而其余内容物将生成屎，每日排便量为100~200克。

大家有听过"大便中的一半都是细菌"这句话吗？对大便进行分析的话，约33%为细菌，33%为肠子上皮细胞的尸体，而最后的34%左右为残渣，这句话一点都不为过。因此，上完洗手间的朋友们一定要记得洗手哦。另外，大肠中生存着500多种细菌，它们通过分解残渣获得能量，这些细菌统称为大肠菌。其中，某些细菌会阻碍大肠壁吸收水分，这就是拉稀的原因。

总之，驻扎在我们体内的细菌非常多，而所有上皮细胞会不断重复生与死的过程。那些美味、香气逼人的可口食物进入嘴、胃、肠子后，就会变成这德行。有时候，一个人讽刺另一个人不配做人时，就会说一句"只会造屎的机器"。

原本待在母亲体内的胎儿的大肠一直是保持无菌状态的，但一出生，细菌就开始蠢蠢欲动。因为这个世界充满了污垢。但我们也不用刻意地去提防它们，毕竟我们跟它们是住在同一个世界里的。比起同住一个世界，可能说两者处在共生状态下会更恰当一些。

大肠菌并非全都是有害的。没有大肠菌，我们就得不到维生素K，只能通过药物来弥补。维生素K是血液凝固所需的必要营养素。

屎会聚集在大肠末端的乙状结肠里。随着量的增加，压力会增加，屎会移动至下方的直肠内，当直肠内灌满屎时，人就想要拉屎。脊髓是发出拉屎命令的指挥官，而肛门括约肌就是执行者，这就是排便反射。一般，在没有获得命令的情况下，由强力肌肉构成的肛门括约肌会严禁排便功能。

将吞食食物的嘴比喻为贲门的话，那肛门就是幽门，而肛门的末端俗称大肠头。

大肠头3~5厘米距离内的肠子，称为肛管。它是由外围上皮向内凹陷而成，因此会出汗，脂肪腺也很是发达。此处有可能发生感染或长瘤，这就是痔疮。

位于胃下方的幽门部位，以及位于大肠最末端的直肠上经常会出现癌症。大肠癌大部分都是直肠癌。癌症严重的患者需要切除直肠，制造人工肛门。也就是在大肠里开个洞，再用软管连接，软管的另一端则连着口袋。我认识的一个人，他感叹过一句"真想畅快地放一个响屁啊"。从这里，你也能够感受到大肠的重要性和健康的珍贵了吧？健康，是永不停息的话题。

❓ 经常放屁有助拉屎？

大肠里的细菌分解食物残渣时，会释放多种气体。这些气体的凝聚物就是屁哦。你越吃含蛋白质的食物，放出来的屁就越臭。以草为主要食物，屁的响声大，但臭味相对较小。"经常放屁，有益拉屎"。这句话是因为大便向下移动的过程中，会将屁挤出体外哦。

❗ 这里快爆满了，快放出去，完毕！

吃完东西后，没过多久就想去排便，这称为"胃—大肠反应"。所以，很多人在进食之后，就会去洗手间。形象的比喻就是，胃肠向大脑发出信号："这里有食物进来了，有要放出去的就一并发过来。"因为肚子里面的食物不能存放太久。一般，上午起床吃完饭后，就会有便意。当然，有些人早上吃完就去洗手间已经成为一种习惯。

纤维素是大肠的必需品。

大肠菌的食物是纤维素。人吃鱼时，其养分都会被小肠吸收殆尽，大肠菌什么也吃不到。可是，纤维素却能直接流进大肠内而不被小肠吸收，因此成了大肠菌的最爱。多吃一些蔬菜等含有大量纤维素的食物，大肠菌就会越发活跃，进而促进大肠的运动。

95

太爱干净也不是什么好事

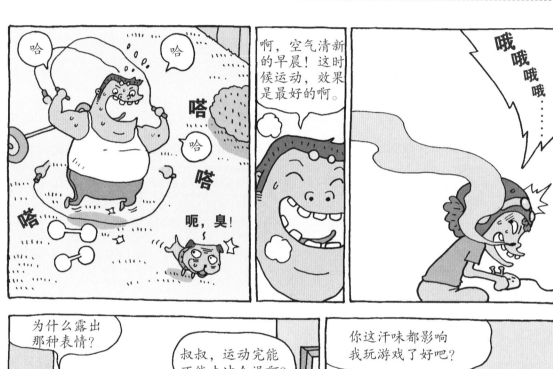

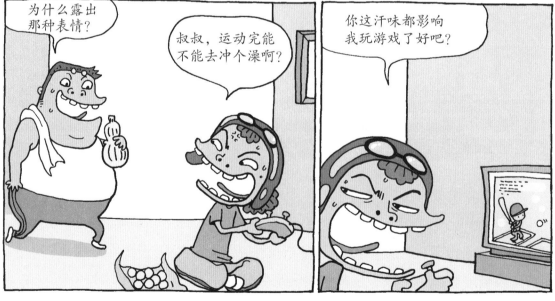

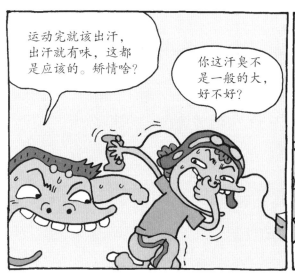

运动完就该出汗，出汗就有味，这都是应该的。矫情啥？

你这汗臭不是一般的大，好不好？

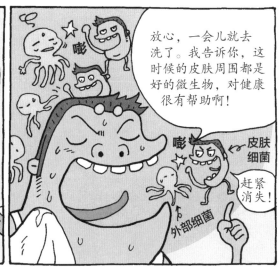

放心，一会儿就去洗了。我告诉你，这时候的皮肤周围都是好的微生物，对健康很有帮助啊！

嘭

嘭

皮肤细菌

赶紧消失！

外部细菌

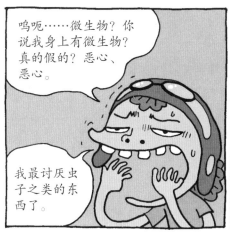

呜呃……微生物？你说我身上有微生物？真的假的？恶心、恶心。

我最讨厌虫子之类的东西了。

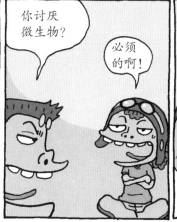

你讨厌微生物？

必须的啊！

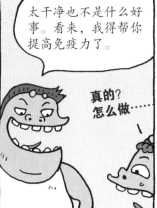

太干净也不是什么好事。看来，我得帮你提高免疫力了。

真的？怎么做……

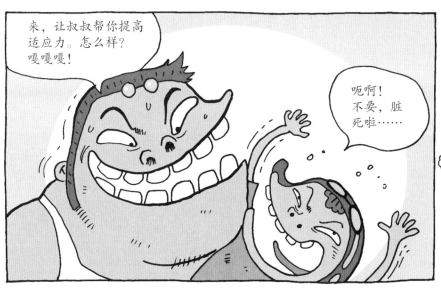

来，让叔叔帮你提高适应力。怎么样？嘎嘎嘎！

呃啊！不要，脏死啦……

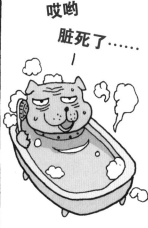

哎哟

脏死了……

我们的身体是微生物的世界

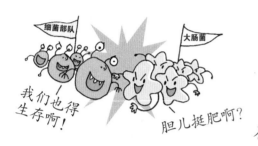

不论人的皮肤上，还是嘴、胃、大肠内，均有大量的微生物存在。先从嘴开始吧。我们的唾液里生存着无数细菌。蛀牙也都是因为细菌的存在。细菌粘在食物（葡萄糖）上，将其发酵后，产生乳酸等各类有机酸。这些有机酸通过溶解牙齿中的钙，让牙齿有漏洞。不要惊讶，"牙龈变形虫"就是一种常驻在牙齿里的原生动物。

再看看胃吧。因为胃会分泌胃酸，所以粘在食物里的微生物几乎都会葬送在这里。在人体的防御战略当中，胃酸的作用很大。但是，胃酸也有奈何不了的细菌，它就是幽门螺杆菌。那幽门螺杆菌到底是以什么样的能力存活在胃酸里的呢？这家伙通过释放大量的尿素酶来分解尿素，这一过程会释放二氧化碳与氨。而其中的氨可以中和盐酸，使其成为碱性，它就是以此获得了足够的生存空间。

小肠当中也有各类细菌，但比起大肠，那就是小巫见大巫了。前面已经说过，大肠是细菌的天堂和展览厅。大肠内的1克内容物中，生存着千亿乃至超过1兆个的细菌。假设，一个人拥有的细胞量为100兆个，那细菌数随随便便就能超过其10倍。

❓ 不能滥用抗生素？

常驻在大肠内的细菌中对我们身体有益的乳酸菌等细菌始终在与威胁我们身体的有害细菌相抗争。假如有害细菌占了上风，细菌之间的均衡、和平将会被打破，这意味着人会生病。只有双方处在和平状态下，人体才能保持健康。当人体产生感染，然后吃了抗生素，但不知怎么的开始腹泻了，这是为什么呢？因为这些抗生素会杀死大肠菌，而有害细菌却活了下来，这是引发大肠癌的原因之一，也是禁止滥用抗生素的原因之一。

❗ 没有微生物，你就不知道辣白菜是什么味！

当我们死的那一天，微生物们就会开始使我们的躯体腐烂。微生物作为生态系统中的分解者，其重要性是不言而喻的。生态系统由生产者（绿色生物）、消费者（以生产者为食的动物）、分解者（腐烂它们的尸体或排泄物的微生物）构成。而且，要是没有微生物，我们就品尝不到酒、辣白菜、大酱、芝士、酸奶等发酵食品。

> 我们是难以发觉微生物的。

没有微生物，就没有人类。微生物体积极小，只能通过显微镜来观察，它们跟细菌、霉、原生动物是一样的。一坨大便就是一坨细菌群，但我们却看不到这些细菌。这其实是件好事。想想眼前全是蠕动的细菌，全身就起鸡皮疙瘩。

撒尿流汗的故事
与生孩子的故事

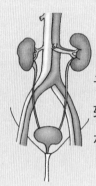

让我们看一看由肾、输尿管、膀胱、尿道构成的尿路吧。

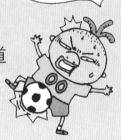

啊！被踢中要害了！

为你们展示能让男性保持男性特征、女性保持女性特征的奇妙激素世界吧。

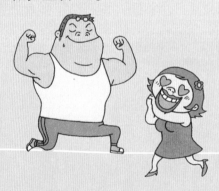

我为什么要诞生呢？我是怎么诞生的呢？

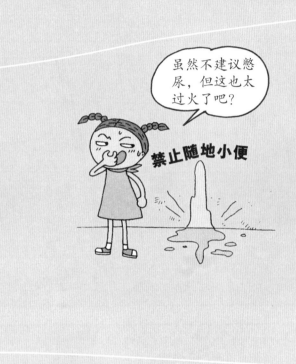

虽然不建议憋尿，但这也太过火了吧？

禁止随地小便

洗手间

维修中

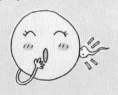

让我们看一看卵子与精子相遇的过程，以及生殖器官吧。

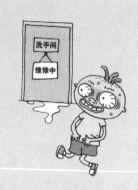

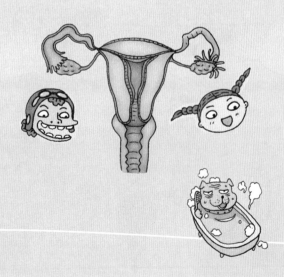

蚂蚁纠结的尿尿秘密

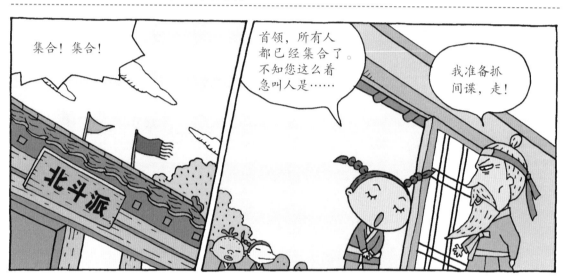

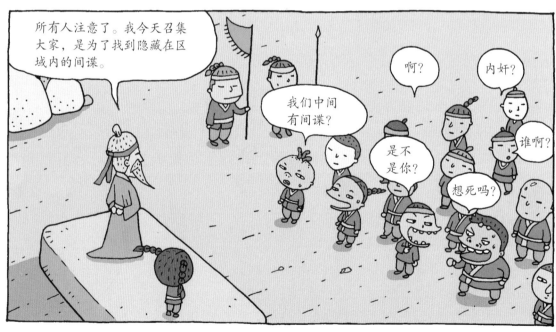

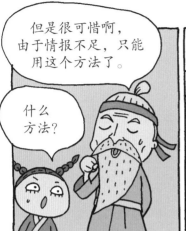

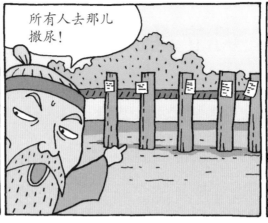

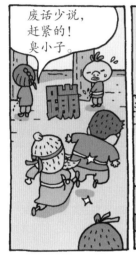

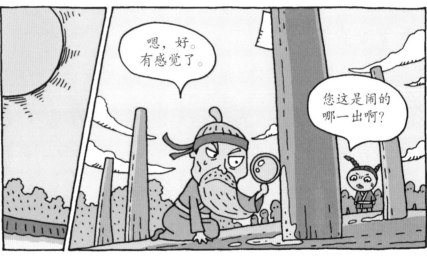

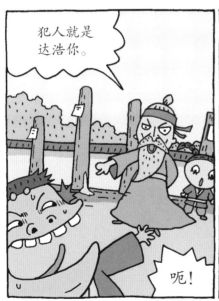

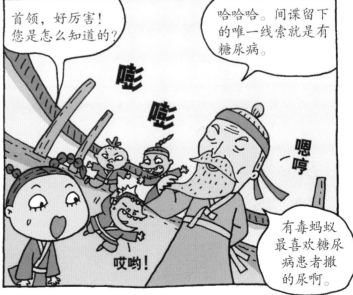

调节血液浓度的肾

现在开始我们要学习泌尿系统与生殖器了。让我们了解一下肾、输尿管、膀胱、尿道、阴茎。从胚胎学的角度来讲，泌尿系统，即尿液的分泌与排泄器官和生殖器官存在密切关系，因此我准备两个一起讲。膀胱里的小便会经过尿道，只是男性尿道直接在阴茎里面了哦。

肾又称肾脏，形似蚕豆，位于颈椎左右，右边的肾相对下移了一点。长度为11厘米，宽度为6厘米，厚度为2.5厘米左右。重量占据自身体重的4%，因此每个人的肾大小与重量都有点区别。跑或跳得太狠，侧腰会疼痛的原因就是肾在移动。

肾之所以呈红色，其原因与肝一样，都是血液循环充足而形成的。从心脏流出去的血液中，有20%会进入肾脏，每天穿过肾的血量超过1 000升。血液进入肾脏时，会留下水和废弃物。其中，废弃物将搭乘输尿管进入膀胱，然后沿着尿道排出体外。

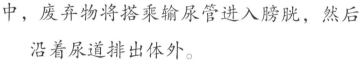

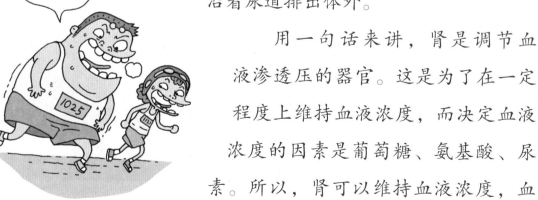
呼呼！啊，我的肾嘞！

用一句话来讲，肾是调节血液渗透压的器官。这是为了在一定程度上维持血液浓度，而决定血液浓度的因素是葡萄糖、氨基酸、尿素。所以，肾可以维持血液浓度，血液氢离子浓度（pH7.4±0.05）、体温、激素、矿物质的浓度形成体内平衡。所以，我们去洗手间就是一种维持体内平衡的行为。

水喝多了，血就会稀，尿量就会增多，而汗流得越多，血液浓度就会增加，小便量就少。肾就是负责调节血液浓度的关键器官。不觉得我们体内有这种器官是件神奇的事吗？血液在经过肾脏的时候，居然能将身体多余或不必要的东西筛选后排出去。

现在让我们瞅瞅肾脏的内部吧。可以说，肾脏里有120万个以上的超小肾脏，这是因为肾脏的基本单位"肾单位"摆放得非常均匀，也就是肾脏内制造尿液的小孔有120万个。

肾单位里，有着又小又细、只能用显微镜才能看到的输尿管，而输尿管周围则满是毛细血管。血液中，除了红细胞，其他成分会一丝不变地进入输尿管。在通过输尿管时，水和其他身体所需的物质99%都会重新被吸收。只有剩余的1%进入肾盂，脱离肾脏，经过输尿管在膀胱聚集。进入肾盂的液体就是尿液。

肾动脉
肾静脉
肾盂
输尿管

尿液里除了水，还有维生素、矿物质、尿素等各种成分。血液中的血糖过多，会导致一系列的异常，比如葡萄糖无法被输尿管重新吸收，直接进入肾盂，而肾单位也会因为细菌的侵入而变

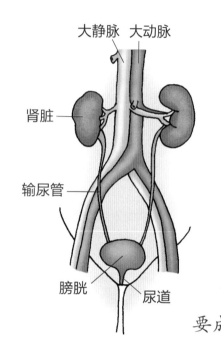

大静脉 大动脉

肾脏

输尿管

膀胱

尿道

得千疮百孔，最终导致红细胞和蛋白质的无限泄露。简单来说，就是会有大量的葡萄糖、红细胞、蛋白质随着尿液排出体外。这就是病，接踵而来的就是带有红色血液的急性肾炎。

蛋白质含在尿液中称为蛋白尿，而肾脏内的石块就叫肾结石。肾结石如字面含义，就是像石头一样坚硬的东西，其主要成分为碳酸钙。它就是高僧火葬时留下的所谓的舍利子！这也是极为疼痛的病症。总而言之，你想长寿，就得多喝水。多喝水，尿就多，肾中的血液废弃物排放速度也能明显加快。

肾盂、输尿管上也有可能产生结石。这类石块是由含在小便内的钙、磷酸、氧哌嗪酸结合而成的石头，其疼痛感也不是常人可以忍受的。直径5毫米以下的可以自动流出来，但比这个大的就需要粉碎了。只有某个器官危害到健康时，我们才会关注它、珍惜它。所谓的健康，就是让构成身体的每一个器官都健康强壮，还是那句，多关注自己的健康问题吧。

❗ 肾和糖尿是无法拆分的函数关系！

糖尿病患者尿液中的糖含量远远高于正常人尿液中的糖含量，因此深受蚂蚁种族的青睐。由于糖尿病患者的部分养分（葡萄糖）通过尿液流失，导致无法正常吸收营养。另外，肾脏极度衰弱之人，需要周期性地去医院进行透析，只因需要利用机械代替肾脏排出体内的废弃物。要知道，废弃物堆积在身体里是会损害细胞的。你可以想一想，当脏兮兮的血液在你身体里流动的时候，会像平常那样毫无副作用吗？

❓ 输尿管里也有水坝？

输尿管末端也有括约肌，可以阻止膀胱内的尿液通过输尿管逆流而上。输尿管的长度为25~30厘米，是直径为0.5~1厘米的圆珠笔形状的细长管道。输尿管一分钟内会进行1~5次蠕动，将小便转移至膀胱当中。如果括约肌出了问题，那膀胱里的尿液就会发生逆流现象。你说废弃物向输尿管和肾脏倒流会怎么样？自己想吧。唉，能正常尿尿也是一种福啊。

我们的身体不是左右对称的。

就像左右两个肾不对称一样，我们的身体是不对称的。从表面上来看，眼睛的大小不一致，腿有长有短，脚也是大小不一。且男性的其中一个睾丸也是下垂式的。一侧受到冲击时，另一侧也会受到相应的冲击，但两者稍有不同，其冲击力也会产生偏差。这就是非对称的有效性。

用猪膀胱踢球

知识搜索：1. 被称为"收集尿液的肌肉袋子"的膀胱

2. 只有男人拥有的器官

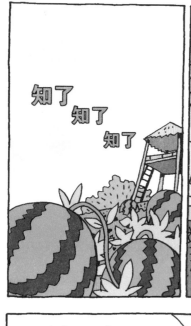

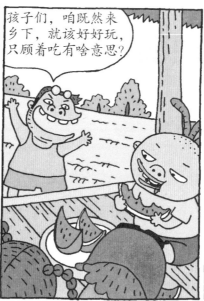

孩子们，咱既然来乡下，就该好好玩，只顾着吃有啥意思？

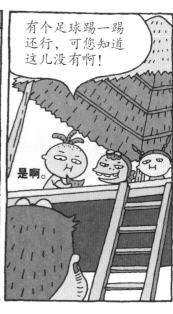

有个足球踢一踢还行，可您知道这儿没有啊！

是啊。

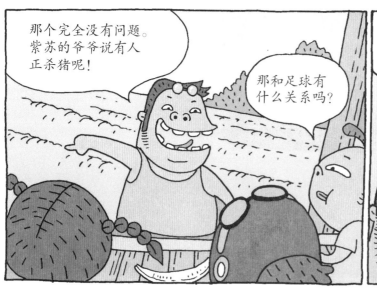

那个完全没有问题。紫苏的爷爷说有人正杀猪呢！

那和足球有什么关系吗？

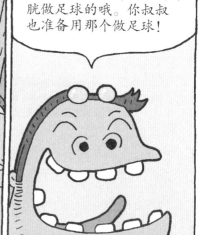

哈哈。以前可都是用猪膀胱做足球的哦。你叔叔也准备用那个做足球！

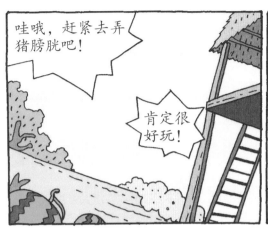

哇哦，赶紧去弄猪膀胱吧！

肯定很好玩！

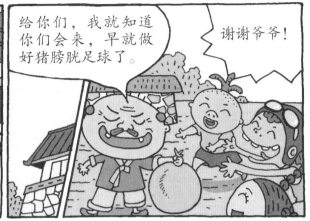

给你们，我就知道你们会来，早就做好猪膀胱足球了。

谢谢爷爷！

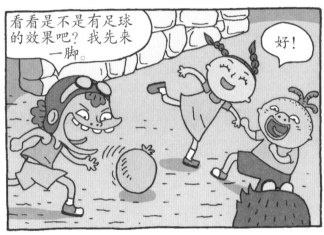

看看是不是有足球的效果吧？我先来一脚。

好！

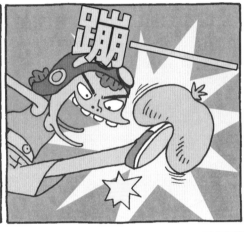

蹦

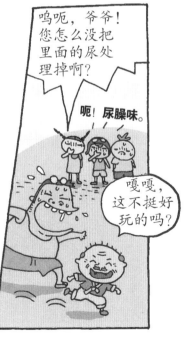

呜呃，爷爷！您怎么没把里面的尿处理掉啊？

呃！尿臊味。

嘎嘎，这不挺好玩的吗？

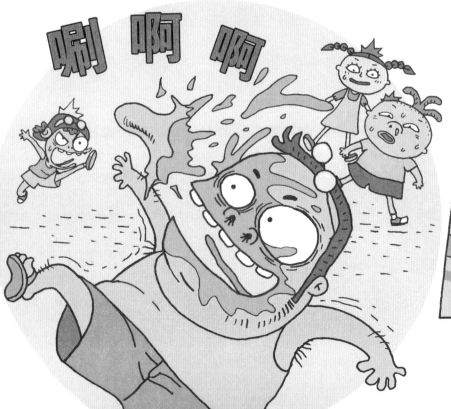

唰 啊 啊

109

收集尿液的肌肉袋子——膀胱

一提膀胱，我的脑子里就会首先蹦出猪膀胱3个字。小时候一提有人杀猪，我们就会跑到河边。大人们喊"给你们"的同时，就会将剪断的猪膀胱扔给我们。我们立刻用水清洗膀胱，然后用嘴往里灌气，最后用绳子将尿道部位紧紧捆住。之后，我们会以收完稻子的稻田为场地肆意挥洒青春的快乐！那感觉至今无法忘怀。

大家也知道，膀胱是储存尿液的肌肉袋子。成年人的膀胱储藏尿液的量可达到1升，但接近或超过400毫升，人就会有尿意，想去洗手间。

尿尿时，大脑和自主神经会参与这一过程。当尿液灌满膀胱，膀胱壁就会拉长，刺激盆神经，而这一刺激转至位于脊髓上的排尿中枢后，会通知大脑下达尿尿指令。尿尿也是一个耗时又调皮的过程，不是吗？我想这世上的大部分人都曾在床上画过尿图吧。

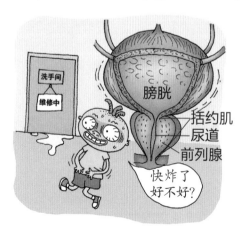

当膀胱下方的括约肌开启时，小便就会随着尿道排出体外。其原理是，自主神经收缩膀胱肌肉，然后打开括约肌，使尿液流出。通常，一天会尿七次左右，水喝多了，次数就会发生变化。

❓ 只有男人拥有的器官是什么呢?

就像只有女人才有子宫一样,唯有在男性身上才能看到的器官其实就是前列腺。前列腺一膨胀,就会使膀胱入口变窄,挤压尿道,防止尿液流出体外。60~69岁男性有50%、80~89岁男性有80%正受到前列腺肥大的困扰。其症状为尿无力、尿不尽。

❗ 尿道太窄而苦恼的女性们!

男性尿道长度约20厘米,但女性却不超过4厘米。女性膀胱下方的括约肌也没有男性的发达。所以女性很难憋尿。随着年龄的增长,女性尿失禁的概率会越来越高。现在,当你在电视上看到长得像尿布的成人内裤广告时,应该明白为什么要这样设计了吧?

绝对不能憋尿。

人每天一般会去5~7次洗手间,而运动量少的冬季,上洗手间的频率会更高。要是偶尔憋着倒也没事,但习惯性的憋尿,就会导致膀胱壁变薄,容易受到细菌感染。最近,由于学校或公共洗手间太脏而憋尿的同学很多,这是一个非常不好的习惯哦。

唐根羞于诉说的疼痛

知识搜索：1. 什么是源器官？

2. 女人是进化程度更高的动物

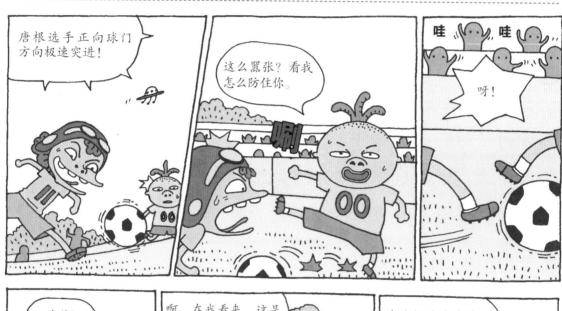

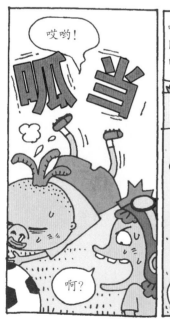

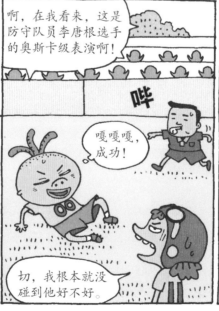

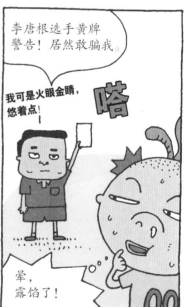

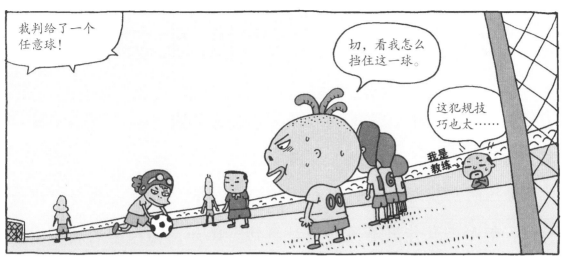

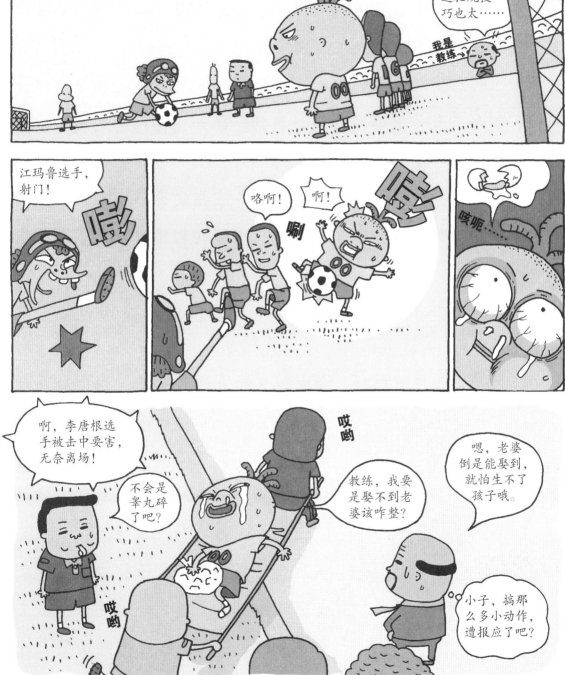

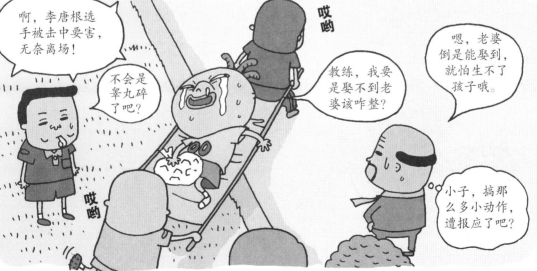

113

男人的象征——男性生殖器

在男性阴茎中的尿道，除了有小便流动外，精液也会经过这里。这就是我接下来要讲阴茎的原因。

男性的阴茎与女性的阴蒂属于同源器官。同源是指发育根源一致，但形态或作用不同的两种事物。比如，仙人掌的刺与豌豆的卷须都属于叶子，因此发育根源一致，但一个是刺，而另一个则变成了卷须。同源的反义词是同功。它指发育不同而作用相同的两个事物。你可以将鸟儿的翅膀和蝴蝶的翅膀对比一下，就能理解其含义了。

作为男性生殖器官，睾丸位于阴囊内部，其作用是制造精子。

当对睾丸进行解剖时，会发现里面有许多小管，它们被人称为细精管，是制造精子的地方。未分化精子向睾丸上的附睾移动，在那里完全成熟后，进入精囊，与精液一起排出体外。精液有很多作用。比如，一是成为装精子的盘子，二是能将尿道中的细菌、小便成分清洗干净，三是能帮助精子在子宫当中存活更长时间，四是可以成为精子的食物。

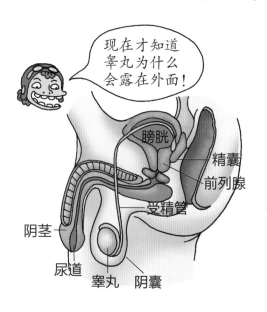

现在才知道睾丸为什么会露在外面！

膀胱
精囊
前列腺
受精管
阴茎
尿道
睾丸　阴囊

在发育期，睾丸会在位于女性卵巢所在的肚脐附近开始成长，然后慢慢下移，等胎儿还有两个月出生时，就会被挤出体外。这句话的意思就是，卵巢和睾丸在发育阶段的根源是一样的。可有些时候，初生儿的睾丸未能按照正常发育程序从腰部腹膜后下降至阴囊，这种症状称为隐睾症。但不用过于担心，因为在成年之前，是可以通过简单的手术修复正常的。假如放着不管会怎么样呢？那时，睾丸就会生气，不再为我们生产精子。

睾丸通常要比体温（36.5度）低3~5度。睾丸就像温度计一样很敏感，只要稍微暖和一点就会下垂，稍微冷一点就会紧贴身体。而且，睾丸很容易出汗，这是为了有效降低睾丸的温度。嘿嘿，一到夏天，那些不知道上述知识的小朋友们看到睾丸下垂后，会不会在心里担心这小东西会不会直接掉在地上呢？

以前，小孩子们都是穿着下体空洞的开裆裤，别以为这是家里穷，没布料。这样穿，一方面是为了让孩子们方便撒尿拉屎，但更重要的原因则是以前的大人们认为"需要为睾丸提供充分的空间"。目前，医生们也表示，穿三角裤或长时间坐在驾驶席的话，不利于精子的形成。前人的话还真是百无一误啊。

比鹌鹑蛋稍大一点的睾丸会制造男性激素——睾酮，它是决定男性特征的关键。男性二次性征也是这个激素的杰作。声音洪亮、长胡须、肌肉健壮、骨骼粗壮等无数男性特点都是由男

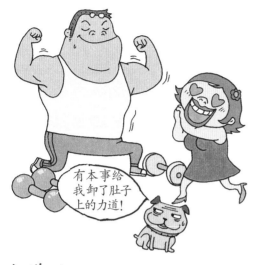

有本事给我卸了肚子上的力道！

性激素来决定的。简单地说，就是激素直接决定了我们的行为！

猪或牛要是被阉割，就会丧失雄性气息，人要是因为意外事故失去了它，也会完全丧失男性美。没有睾丸的男性，在古代称之为太监，这一点大家应该也知道吧。

在我们了解男性生殖器官特征的过程中，会有一个疑问。这些差别到底是从何而来？男性和女性都有46个染色体。女性为44+XX，男性为44+YY。其中，44个染色体称为常染色体，XX、YY则称为性染色体。男女之所以会产生这么大的区别，只因男性拥有Y染色体。Y染色体拥有决定男性所有特征的遗传因子。当然，男性激素、睾丸、阴茎都是它的杰作。

❓ 男性性器勃起的原理是什么?

　　男性阴茎之所以能硬起来，是因为进入阴茎的动脉血液量大于流出去的静脉血液量而导致阴茎内部的血液凝滞引起的现象。动脉扩张，静脉狭窄的话，血液会在阴茎的海绵组织上停滞，然后膨胀，这就是所谓的勃起。尿液在膀胱凝滞，或者大便堆积在大肠内，都会收缩静脉，使阴茎增大。吃奶的婴儿憋着尿，也会使阴茎立起来。另外，大小便结束后，阴茎就会变得有气无力，是不是件神奇的事?

❗ 男性阴茎是没有骨骼的!

　　没有骨骼，也能通过血液或水让自身变硬并保持这一状态时，称之为水骨骼。海葵或蚯蚓等无脊椎动物之所以在没有骨骼的情况下仍能保持形态，都要归功于水骨骼。再告诉你们一个知识，虽然人类的阴茎没有骨骼，但狗或猪等其他哺乳动物的阴茎却有骨骼，所以始终是硬硬的。

女人是进化程度更高的动物。

　　男性的阴茎上有尿道，所以成了小便和精子的通道。但女性的尿道和卵子通道是分离的。一细问才知道，女性泌尿生殖器的分化程度比男性的高。分化就意味着进化。所以，从解剖学角度出发的话，女性的进化程度是要高于男性的。

什么是痛经？

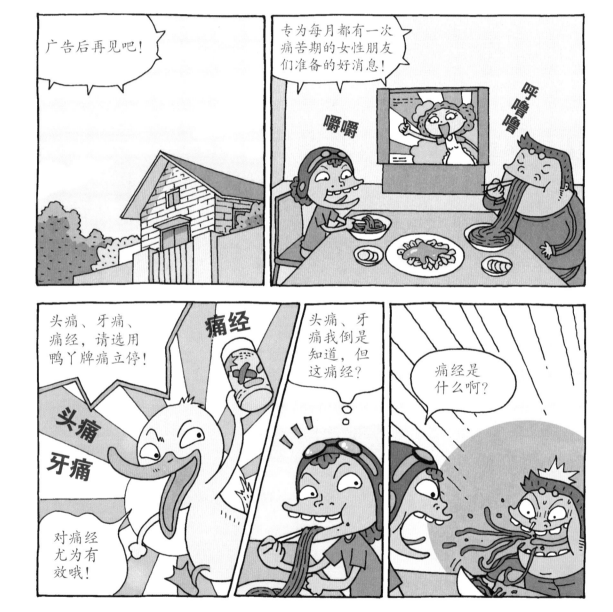

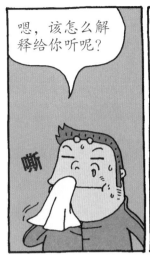

嘶

嗯，该怎么解释给你听呢？

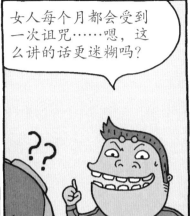

女人每个月都会受到一次诅咒……嗯，这么讲的话更迷糊吗？

??

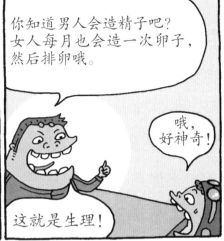

你知道男人会造精子吧？女人每月也会造一次卵子，然后排卵哦。

哦，好神奇！

这就是生理！

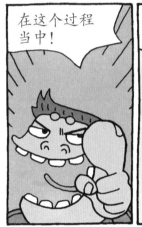

在这个过程当中！

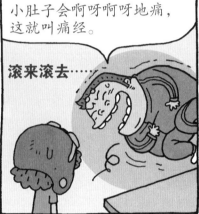

小肚子会啊呀啊呀地痛，这就叫痛经。

滚来滚去……

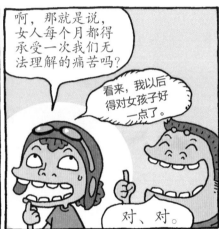

啊，那就是说，女人每个月都得承受一次我们无法理解的痛苦吗？

看来，我以后得对女孩子好一点了。

对、对。

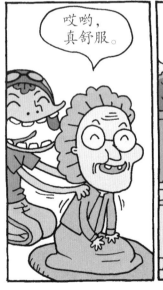

哎哟，真舒服。

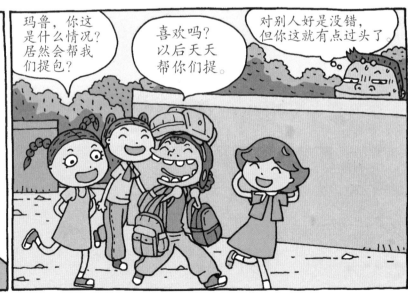

玛鲁，你这是什么情况？居然会帮我们提包？

喜欢吗？以后天天帮你们提。

对别人好是没错，但你这就有点过头了。

女人的象征——女性生殖器

女性生殖器由卵巢、输卵管、子宫、阴道、外阴构成。子宫左右的卵巢位于肚脐中心的稍下方，其中右侧卵巢接近盲肠部位。长度为5厘米，厚度为1.5厘米，宽度约3厘米，形似大部分人都爱吃的干杏仁。

一般来说，卵巢每个月会制造一个卵子。卵巢除了制造卵子外，还会制造雌性激素和黄体酮等女性激素。雌性激素负责制造卵子，而黄体酮则在孕妇怀孕后负责坚固子宫，使怀孕持续下去。

可是，女性出生的那一刻，就已经携带了可怀上下一代的卵巢和卵子哦。约40万个未成熟卵子，即第一卵母细胞早就驻扎在卵巢里了，所以才有晚婚晚育不好一说。因为怕这段时间各类化学药品会通过食物或空气、水进入体内，损伤卵子，也就是伤害卵子染色体内的遗传因子，即DNA。放射性物质也不能忽视。

输卵管
卵子
子宫
子宫原来不是左右对称的啊！
子宫颈
阴道

在卵巢左右两侧我们可以看到两条输卵管。输尿管末端因为张开，被称为喇叭管。输卵管是脱离卵巢的卵子进入子宫时的管道，长度为11~12厘米。精子和卵子会在卵巢附近的输卵管中进行受精。

接下来该讲讲子宫了。胎儿之家——子宫在幼儿期位于骨盆之上，到了青春期会移动至骨盆，即膀胱与直肠之间。从未怀过孕的子宫，其长度约为7.5厘米，宽度约为5厘米，形如小鸡蛋，重量在40~50g。可一旦怀孕，并处在临盆阶段的话，其重量将增加20倍，体积增加500倍。子宫的入口，即子宫颈部位容易发生癌症。

子宫下方的女性生殖器官就是阴道。它是连接身体外部与子宫的通道，每月都会排放月经，也是精液进入子宫的通道，更是胎儿降世的通道。阴道外侧的外阴与男性的阴囊是同源关系。

进入阴道的精子进入输卵管后，在输卵管末端与卵子进行受精。位于输卵管上皮的纤毛会通过蠕动，将卵子输送至子宫。受精的卵子经过细胞分裂，花费一周时间移动至子宫，附着在子宫壁上，这就是怀孕！可是，当受精的卵子无法移动至子宫，只能在输卵管里进行细胞分裂，这就是所谓的宫外孕。另外，将输卵管切断并结扎或堵塞住，阻止卵子进入子宫的手术，称为绝育术。简单来说，就是切断卵子的移动。

在女性生殖器官里发生的事件中，最复杂、最敏感的就是月经。月经来临之际，40万个未成熟卵子中的一个会在卵巢的部分卵泡（小口袋）里成熟，然后破泡而出，掉入输卵管入口，这种过程被称为排卵。这时，卵泡将变成淡黄色的黄体，然后开始生成黄体酮。黄体酮将增加子宫黏膜的厚度，等待受精的发生，但当知晓不会受精时，会以出血的方式排出体外。

月经的开始，意味着女性可以要孩子了，也就是已经做好接收精子的准备。从第一次月经到接近六十岁月经结束为止，将产生450余万个成熟卵子，这段时间女性需要忍受痛经。从这一点来看，男性算是幸福的。

女性朋友们应该记住"生理结束后的14天"。因为排卵是在生理后的第十四天进行的。这是希望避孕或怀孕的女性需要熟知的数字。了解自己的生理，才是保护自身的最好方法。

仔细一想的话，仅卵子的诞生概率就只有四十万分之四百五十，这是上苍要我们充分地意识到生命的珍贵。虽然人要经受流产、死产等各种意外，但却能一直延续生命和文明。请大家记住，我们是奇迹的产物，我们应该珍爱自身。只有自己爱自己，才能想着珍惜他人。

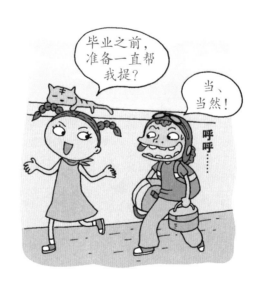

❗ 卵子之所以那么小，是有原因的哦！

卵子的直径为0.1~0.15毫米，小到肉眼难以识别。人只能看到0.1毫米或以上的事物，这被称为眼睛的分辨率。卵生鸟类或爬行类的蛋之所以那么大，是因为它们只能通过蛋内的养分存活并诞生，而无法从母体身上得到养分。但，哺乳动物却可以从母体身上获得养分，完全不用顾虑养分的问题。

❓ 生理期肚子疼的原因是什么？

痛经的原因很难用一两句话来概括，但在月经初潮，无论是谁都会因为子宫肌肉收缩而感受到小肚阵痛。这是由于二次性征引起的激素分泌会让身体产生敏感反应。此时，最重要的一点，就是始终让身体保持温暖。因子宫问题产生的痛经有可能发展成为不孕不育。月经的疼痛程度因人而异，但所有女性都会默默忍受，因为她们很清楚这是生育后代所必须付出的代价。

生殖器与月亮也有关系哦。

女性的生理周期为28天，胎儿在子宫中的成长和诞生也需要消耗280天的时间。28天指的是阴历的一个月，而不是阳历。月之引力会对所有生物的生殖产生巨大的影响。海蚯蚓中，也有部分只在阴历十五进行受精。所以这种生理现象才会被人称为"月经"。

最值得珍惜的玛鲁

知识搜索：1. 犹如奇迹的精子与卵子受精

2. 精子的寿命只有3天

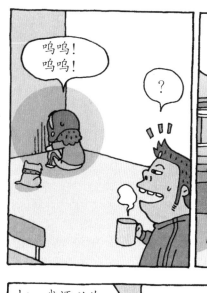

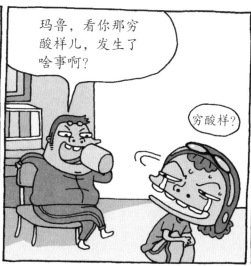

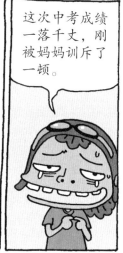

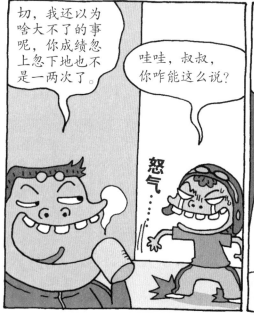

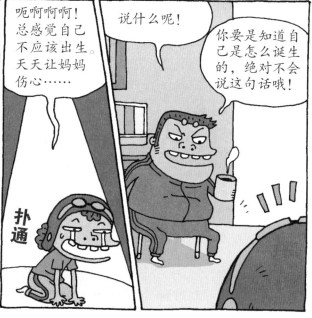

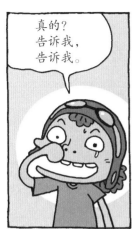

真的？
告诉我，
告诉我。

一个人想要诞生，
就要从5亿个竞争
对手中脱颖而出。

一个叫精子的东西会从爸爸
身上跑出来，进入妈妈身体
里，跟卵子相遇。

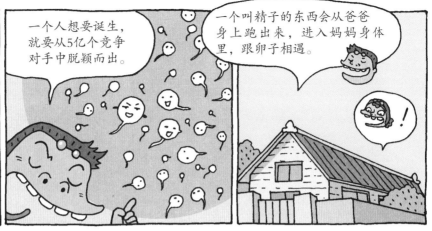

相遇的过程中，会遇到
第二、第三道关卡，其中
的大部分精子都会死在
这两道死亡关卡里面。

哇，
好可怜！

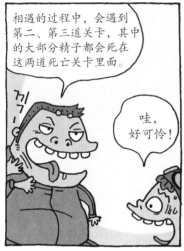

可是，
正所谓一将功成
万骨枯……

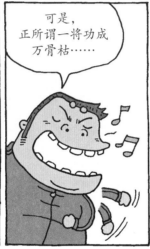

那个冲破所有关
卡、脱颖而出的
就是玛鲁你啊！

惊愕！

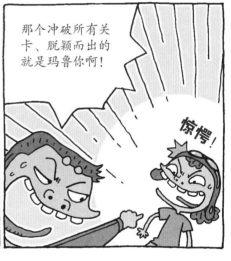

所以你小子要有
信心，知道吗？

嗯，好。
这么一看，
我还真是够
金贵的啊？

当然、
当然。

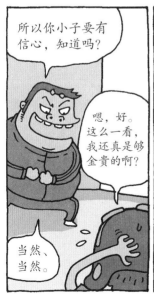

你这侄子这么金贵，
是不是该意思意思给
点零花钱啊？

嘻嘻

啪

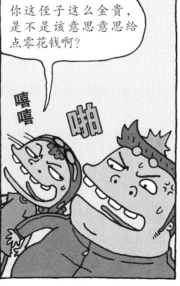

给你点阳光，
你小子就玩灿烂了
是吧？

叮

啊
呀呀

干吗打我？咱可
是很金贵的主！

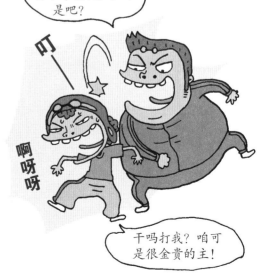

犹如奇迹的精子与卵子受精

进入女性体内的3亿~5亿只精子开始了激烈的死亡竞速。精子的前方，很多障碍正等待着它们。物竞天择，只有强者才有资格获得更多的资源。黏在子宫壁上的酸性物质是它们的第一道坎，它们将杀死许多精子。子宫壁本身是为了防止细菌入侵而形成的，但既然连精子都不放过，只能说明精子在它们眼里也是细菌之流。可是，精子也不会坐以待毙，它们也会开动脑筋。精子大军们可以说是完美实践了人海战术！它们越过一个个战友的尸体，成功抵达子宫上方——难关的入口处。接下来，迎接它们的是第二道防线。因为，监控病原菌、防止其侵入的白细胞们正在那里守候着。白细胞也会抹杀许多精子。

到了爬输卵管的阶段了。拼了命地狂奔60~80分钟，终于抵达输尿管最末端的精子只剩下200余只了。可以说，原本的5亿大军几乎是全军覆没了。将近二百五十万分之一的概率，它们两者的相遇可以说是天佑神助般的奇迹。

但卵子很淡定，甚至可以说是冷酷无比，只因受精的机会只有一次，它不得不慎重。卵子只会选择最强壮、最帅气的配偶，说一句："进来吧！"然后打开大门。这是等待了多少个世纪的结合，多么伟大的奇迹。

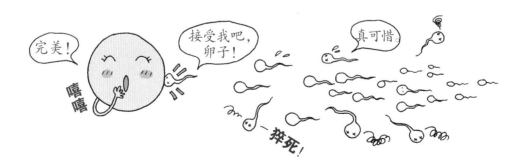

❶ 精子的寿命只有短短的3天时间！

剩下的200余只精子完全没有喘息之机。当它们抵达输卵管末端时，假如卵巢已经结束了排卵，就能立刻进行受精。但如果排卵过程还未开始，精子们则需要等待。等待也是有期限的。3天后，如果还没有排卵，精子们就会死亡。也就是说，精子的寿命只有短短的3天时间。另外，从卵巢出来的卵子受精能力大致只能维持24小时。精子与卵子的相遇，其每时每刻都存在着无数风险和失败。

❷ 精子是怎么知晓卵子位置的？

精子是怎么知晓卵子所在位置的呢？其实，卵子是通过分泌可引诱精子的受精素来指引它们寻找自己的。这种现象被称为良性趋化性，意指受到化学刺激，向其移动。与此相反的现象被称为阴性趋化性，即表示躲避、逃亡。卵子居然会向精子发出"我在这儿"的信号，是不是很神奇？

精子与卵子的相遇就是受精。

精子的脑袋称为精核。精核内有着23个染色体（遗传物质），即DNA，而卵子的卵核内也有23个染色体。精核与卵核相遇、融合的瞬间，就是受精，而受精后的卵称为受精卵。这时，分裂的细胞们就会变成拥有46个染色体的完整细胞。

好想回子宫

知识搜索：1. 双胞胎是如何产生的？

2. 子宫是胎儿的房间

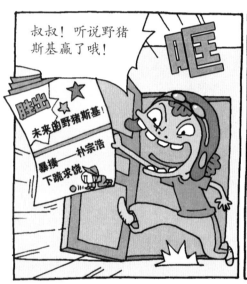

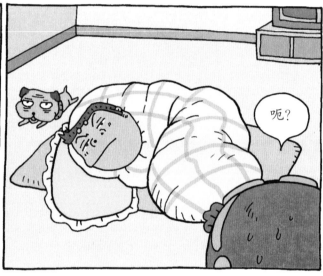

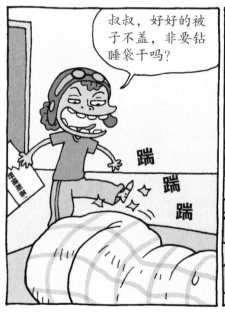

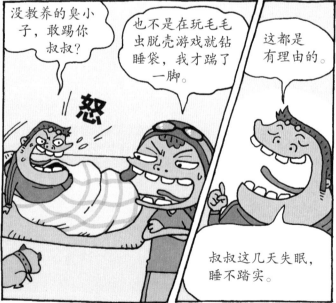

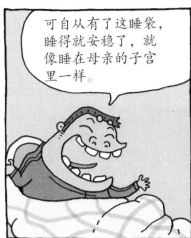

可自从有了这睡袋，睡得就安稳了，就像睡在母亲的子宫里一样。

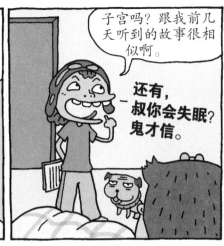

子宫吗？跟我前几天听到的故事很相似啊。

还有，叔你会失眠？鬼才信。

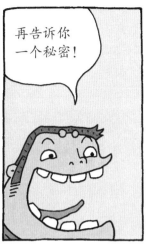

再告诉你一个秘密！

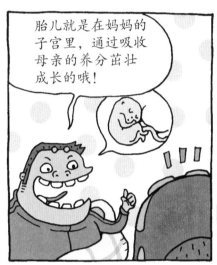

胎儿就是在妈妈的子宫里，通过吸收母亲的养分茁壮成长的哦！

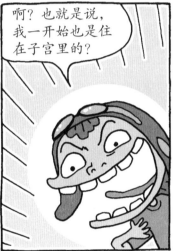

啊？也就是说，我一开始也是住在子宫里的？

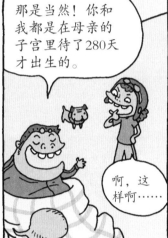

那是当然！你和我都是在母亲的子宫里待了280天才出生的。

啊，这样啊……

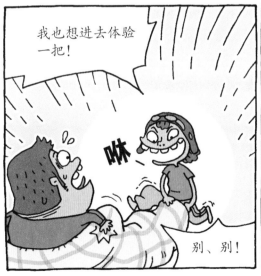

我也想进去体验一把！

咻

别、别！

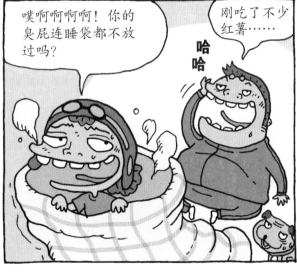

噗啊啊啊啊！你的臭屁连睡袋都不放过吗？

刚吃了不少红薯……

哈哈

经历280天的怀孕与分娩

原本焦躁不安的受精卵，即精子和卵子相互结合，获得无穷的生命力后，就会开始强有力的细胞分裂行为。受精卵的分裂与普通的细胞分裂不同，它是在坚硬的受精膜内部进行分裂的。直到原肠期为止，受精卵的大小始终保持在0.1~0.15毫米。卵裂时，体积是不会增加的。从受精卵到2细胞期需要经过30个小时，到4细胞期需要10个小时……再经过桑葚胚、囊胚，进入原肠期后，会形成可黏着在子宫中的着床。

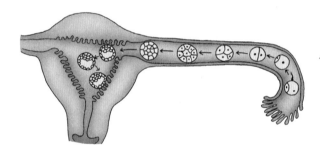

通过首次卵裂，分裂出2个卵裂球，再经过分裂，出现4、8……就这样连续分裂。

发育至原肠期的胚胎通过分泌蛋白质分解酶，融化母亲的子宫壁，进入内部。这在原理上与癌细胞入侵其他组织是一样的。就算母亲再瘦、再不吃饭，子宫里的胚胎也会拼命地吸取母亲血液里的营养。这时，母亲的食欲就开始低下，正式进入了孕吐阶段。因为胚胎知道母亲吃下的那些食物里有着大量的细菌、霉、病毒和毒素，所以不让吃。可以说人是在这个阶段就开始发挥了自私自利的动物本性。胚胎完美展现了"做得好就是我的功劳，做得不好就是祖辈的错"的精髓。可母爱如海，她们甘心忍受这种痛苦。

❗ 胎儿是迷你的人类！

植入受精卵后，过两周就能形成胎盘。终于可以从母亲身上获得养分、氧气、抗体了。这是唯独哺乳动物才能拥有的器官。3个月后，胎儿身上会出现眼睛、鼻子，甚至内脏，此时的胎儿就是"迷你人类"。重量比鸡蛋还轻，约为50克，长度约9厘米！以前，我们很少用胎儿两个字，而是叫胚胎。

❓ 双胞胎是如何产生的呢？

受精结束后，两个卵裂球因为某些原因，经过13个小时就会分裂，成为单卵双生。他们的遗传因子、外貌、性别一模一样，如同复制品。如今在实验室里，将牛、狗、老鼠的卵裂球分裂后，放入培养液进行培养的技术已经非常成熟了。那异卵双生呢？偶然的情况下出现两个卵子，它们分别受精的过程就是异卵双生。遗传因子、外貌相异的异卵双生要比单卵双生多很多。

子宫是胎儿的房间。

胎儿将在子宫里安全地待上280天。子宫虽然黑，周身充满羊水，但却是胎儿获得养分和氧气的最关键场所，这些养分和氧气会通过脐带进入胎儿体内。怀孕4周后生成的脐带通过静脉来接收氧气和养分，再通过动脉输出血液。

与激素之间的伟大战役

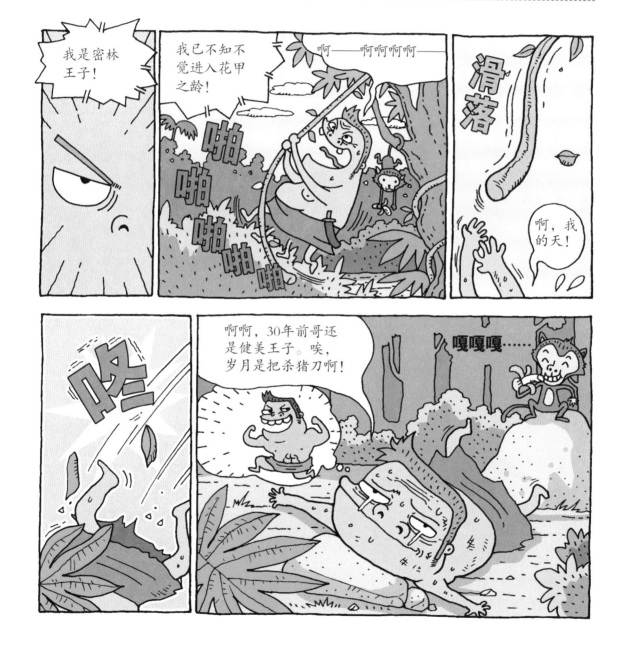

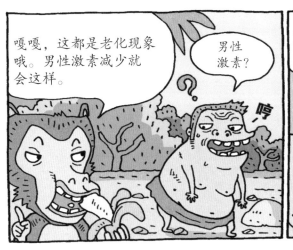

嘎嘎，这都是老化现象哦。男性激素减少就会这样。

男性激素?

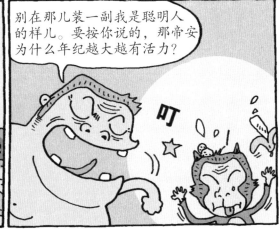

别在那儿装一副我是聪明人的样儿。要按你说的，那帝安为什么年纪越大越有活力?

叮

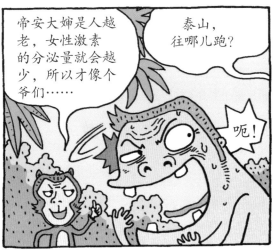

帝安大婶是人越老，女性激素的分泌量就会越少，所以才像个爷们……

泰山，往哪儿跑?

呃!

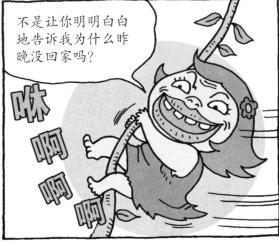

不是让你明明白白地告诉我为什么昨晚没回家吗?

咻 啊啊啊

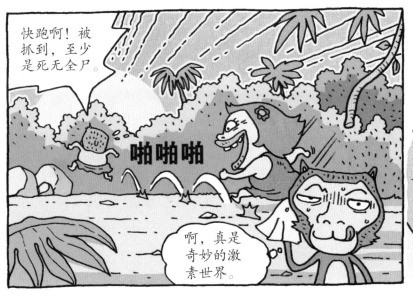

快跑啊! 被抓到，至少是死无全尸。

啪啪啪

啊，真是奇妙的激素世界。

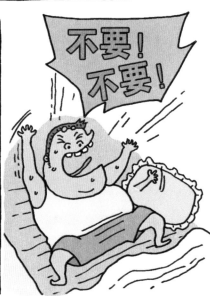

不要! 不要!

奇妙的激素世界

有没有发现妈妈越上年纪就越爱唠叨，反正我是深有体会。为什么曾经那个听话又温柔又体贴的老婆会变得如此粗犷、霸气？不仅固执，行为也很粗俗。可她本人却不那么认为。我想，其他人的老婆也是这种发展趋势吧，至少我身边的老头都是被老婆弄得服服帖帖的。到底为什么会出现这种人生逆袭的现象呢？那个答案就在激素身上。

女性的主激素是雌性激素，而男性的则是睾酮。前面有讲过，这两者决定了二次性征，即女性保持女性特征，而男性则保持声音粗犷、有胡须、肌肉发达等特征。可是，这里还隐藏着另一种特性，那就是男性和女性都会制造这两种激素。女性的男性激素会被肝脏破坏，只保留女性激素；而男性的女性激素同样会被肝脏破坏，只保留男性特征。可是，随着年纪越来越大，这种平衡就会逐渐被破坏，只因肝脏也会衰老。即女性老了以后，女性激素在减少的同时，男性激素却不能被完全破坏而逐渐增加。男性也是由于无法破坏所有的女性激素才会导致这样的结果。因而，女性才会男性化，男性才会女性化。大家明白了吗？

❓ 公猪需要阉割的原因是什么？

让我们通过其他动物看一看激素的功能和作用吧。这同样是关于激素的故事哦。从以前开始，养家畜的时候就会对公猪进行阉割。为什么呢？假如不对公猪进行阉割，瘦肉部分会出现臊味。一般，大多数雄性动物的身上会有尿臊味、体味。公猪的睾丸内部也会生成男性激素，因此其臊味更重。哈哈，原来是这么一回事！只要阉割了它，不仅能去除味道，还能增加肉质哦。

❗ 性激素决定了小鸡的特性！

这个实验就更有趣了。当对公鸡注射几次母鸡激素——雌性激素，公鸡身上就长不出鸡冠，以及长长的尾羽。相反，对母鸡注射雄性激素的时候，它居然会长出鸡冠和尾羽。拿人类做比喻的话，就是男人声音像小孩，也没胡子。简单来说，就是激素可以改变雌雄特性！

性激素不是唯一的激素。

激素作为制造量极少的化学传达物质，是由内分泌器官制造而成的。其中，性激素是在卵巢和精巢内，调节血糖和精神压力的肾上腺皮质激素是在肾脏内，降低血糖的胰岛素则是在胰腺内制造出来的激素。脑下垂体作为激素的中心，会通过刺激各类内分泌器官，生成成长激素等固有的激素。

看、听、**感受**、思考、**移动**的故事

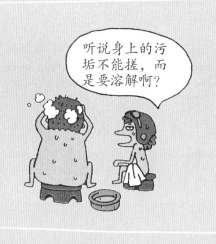

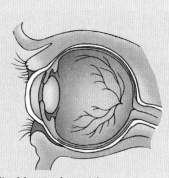

让我们从眼睛开始，看一看鼻子、耳朵、嘴（舌头）、皮肤吧。

像电线一样连接在一起的中枢神经、末梢神经、自主神经都有什么作用？

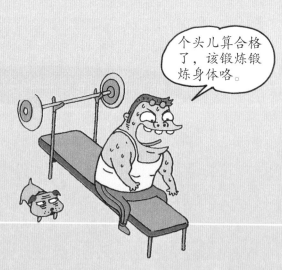

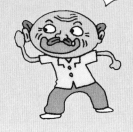

是谁在背后说我坏话呢？耳朵好痒。

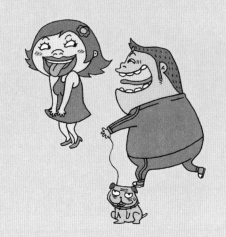

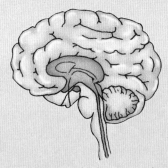

欣赏完体内核心——大脑之后，
也到了结束旅程的时候了！

唐根的眼睛一点都不小

知识搜索：1. 映射心灵的眼睛
　　　　　 2. 眼泪是病原菌的杀手

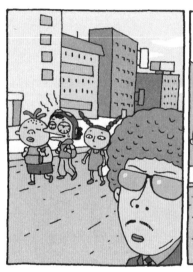

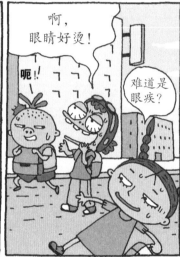

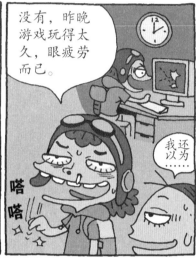

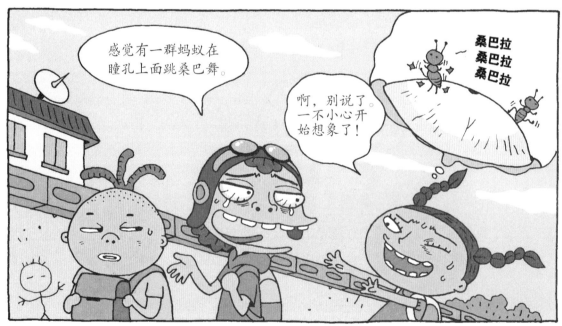

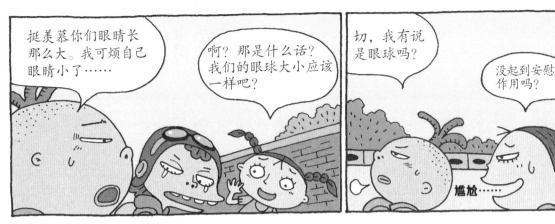

挺羡慕你们眼睛长那么大。我可烦自己眼睛小了……

啊？那是什么话？我们的眼球大小应该一样吧？

切，我有说是眼球吗？

没起到安慰作用吗？

尴尬……

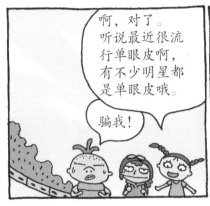

啊，对了。听说最近很流行单眼皮啊，有不少明星都是单眼皮哦。

骗我！

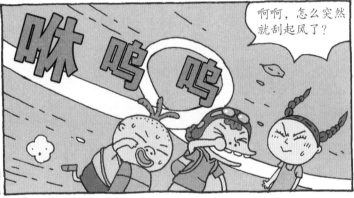

啊啊，怎么突然就刮起风了？

咻呜呜

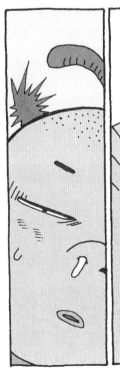

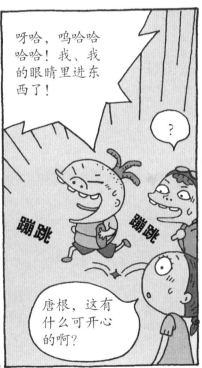

呀哈，呜哈哈哈哈哈！我、我的眼睛里进东西了！

？

蹦跳 蹦跳

唐根，这有什么可开心的啊？

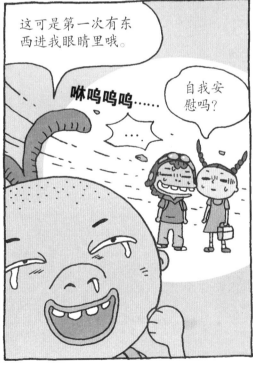

这可是第一次有东西进我眼睛里哦。

咻呜呜呜……

自我安慰吗？

……

139

映射心灵的眼睛

"耳朵喜欢回忆过往，所以喜欢重复听同一个声音，而眼睛喜欢新鲜事物，所以专看那些新鲜的东西。"是不是觉得有点道理？在我们身上，对这类刺激进行反应的感官系统共有5种，它们被称为五官（眼睛、鼻子、耳朵、舌头、皮肤）。接下来，让我们对此一一进行分析吧。

知道我们的眼睛为什么有两个吗？耳朵之所以有两个，是要我们斜耳倾听他人的话语；而嘴只有一个，是要我们少说话。即，不爱听别人的话又多嘴的人属于轻浮、不够稳重之辈。而给我们一双眼睛，是要我们多去看，或者多观察。观察是需要用心的，那种空洞的左看右看毫无意义！

我们的眼球有多大？假如从没有想过这个问题，那就跟自己对体内的细胞数量毫无兴趣是一个道理。我再唠叨和强调一句，科学需要好奇，就像对玩具好奇的小孩子一样。如果童心已灭，别说研究科学了，连首诗你都写不了。

我们的眼球可以比喻为弹性十足的乒乓球。具体一点的话，眼球的直径为2.4厘米，重量为7克。人的眼睛就已经这么大了，那牛的眼睛该有多大？眼睛大的人，心胸会不会更宽广一些，纯朴一些呢？

每当与牛眼对视时，我都会联想到妈妈的眼睛，内心出奇平静。我想，应该没有人能从牛的眼睛里看到一丝杀气吧？看着一个人的眼睛，是可以阅读那个人的心声的。所以，眼睛才被视为心灵之窗。

通过对方的眼睛，审视那个人的心灵不是件难事。因为，眼睛是不会欺骗人的。它会明明白白地体现一个人现在是不是在生气，是不是在撒谎，是不是在发呆，是不是疼爱我或者厌恶我。眼睛不仅是心灵的窗口，还是健康的象征哦。假如眼睛泛着血丝，就表示目前很疲劳。

眼睛之所以能够让人阅读心灵，甚至表现健康与否，因为它是大脑的一部分。虽然大脑被坚硬异常的头骨包裹，但露出来的两个孔，以及对应的眼睛就是大脑的视野所在。让我告诉你一个惊悚的知识吧。当用电锯切开头骨和大脑，然后将大脑提起来的时候，是只有大脑自己被提起来，还是连带着眼睛也会被提起来呢？是的，眼睛也会一起蹦出来哦！

也就是说，眼睛就是大脑，当你看着眼睛时，可以看到大脑，甚至大脑的功能。眼睛这才因此有了心灵之窗的称号。

仔细看一看眼睛的话，处在最中间的黑色眼球就是瞳孔，其周围就是圆形虹膜。

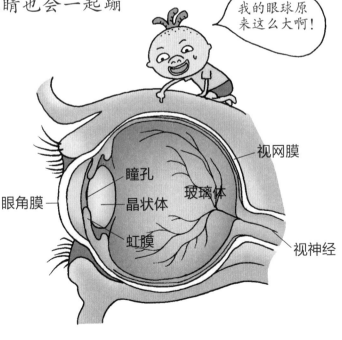

我的眼球原来这么大啊！

视网膜

瞳孔

玻璃体

眼角膜

晶状体

虹膜

视神经

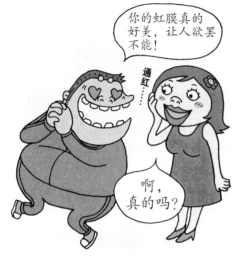

每个人的虹膜是不一样的，所以才会出现虹膜锁这种确定身份的高科技防盗功能。当光线进入眼睛时，是需要调整光量的。比如，光线太强，眼球就会缩小；光线弱，则眼球增大。

根据不同的人与不同的人种，其虹膜颜色是存在很大差异的。这是分布在虹膜上的黑色素量差造成的。黑色素丰富，虹膜就越接近黑色；而白人则是因为缺少黑色素，其虹膜才会接近蓝色。但是，东方人与西方人的眼球都是黑色的，这一点不会改变。所以不能说"某些人的眼睛是褐色的"，而应该说"某些人的虹膜是褐色的"。特别是翻译"brown eyes"的时候要注意哦。

进入眼球的光线经过晶状体之后，再穿过几乎占据眼睛的玻璃体，最终抵达视网膜。当然，进入视网膜的物体形状（影子）是倒转过来的。之后，视觉细胞会感知它，将刺激传达至视觉神经，最终在大脑视觉中枢上看到物体。在这个过程中，通过薄厚来调节远近的晶状体一般是透明的。但当人衰老或得了糖尿病时，晶状体内的蛋白质会变得浑浊，这就是人们经常说的白内障。如果放任不管，浑浊度会越来越高，最终阻挡光线进入眼球，导致失明。作为高等智慧生物，人类当然不会坐视不理。这时，会将透明塑胶制造而成的人工晶状体装进眼中。我这双眼睛也都做了白内障手术，太悲剧了，不是吗？

❓ 眨眼的原因是什么？

据说眨一次眼的过程中，眼皮下落需要0.17秒，上提需要0.5秒。将两者合在一起，连一秒都不到，所以比喻时间过得太快时，经常会用"眨眼之间"这句话。另外，两眼的上眼皮外侧有泪腺，因此在2~10秒眨一次眼时，就会流出眼泪。可是，当我们在学习或玩游戏时，由于精神高度集中，使得眨眼的次数明显降低，因此眼睛容易干涩、疲劳。除此之外，由于双眼皮的皮肤是人体中最薄的，所以在身体的其他部位肿起来之前，会先浮肿哦。

❗ 眼泪是病原菌杀手！

大家要知道，眼泪不是单纯的盐水（0.9%）。我们的唾液和鼻涕中，含有一种叫溶菌酶的消化酶，因此拥有病原菌击杀能力，这一点大家还记得吗？夹杂在眼睛里的残渣聚集在眼角，然后凝固，这被称为眼睛分泌物。当眼睛受到感染时，眼睛分泌物的颜色会变化，量也会增多，大家要留心这一点哦。

我们的眼睛看不到0.1毫米以下的事物。

假设我们的眼睛像显微镜一样，可以看到小百倍的事物，当你真正看到变大100倍的灰尘时，你连眼睛都睁不开，豌豆、乒乓球，甚至是昆虫这样的事物也会变成庞然大物。仔细想一想，双眼为了考虑我们自身而创造了适合在这个世界生存的结构和功能，是一件多么让人叹为观止的事。

鼻子被堵，全都怪感冒

知识搜索：1. 为什么感冒之后，闻不到气味？

2. 为什么不能随便抠鼻子？

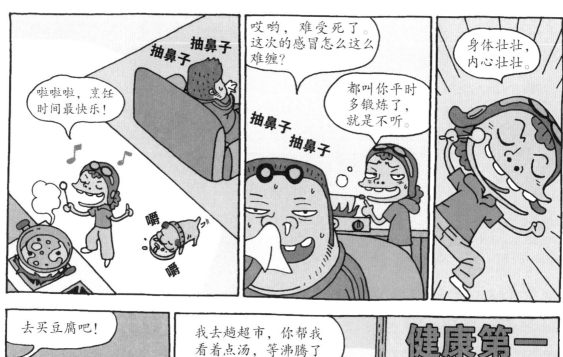

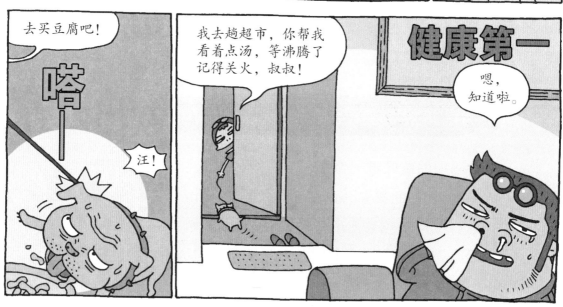

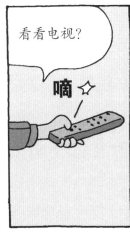

看看电视?

嘀

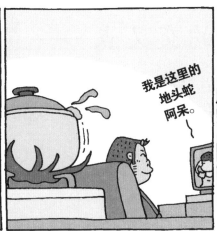

我是这里的地头蛇阿呆。

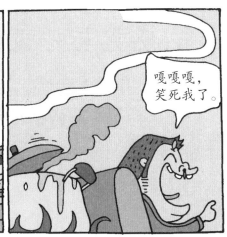

嘎嘎嘎，笑死我了。

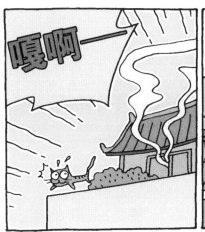

嘎啊——

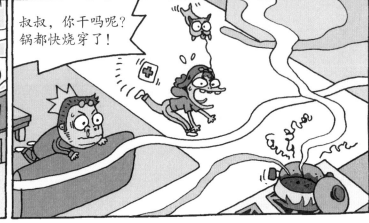

叔叔，你干吗呢？锅都快烧穿了！

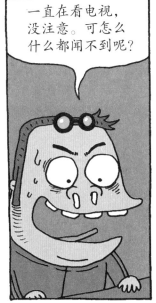

一直在看电视，没注意。可怎么什么都闻不到呢？

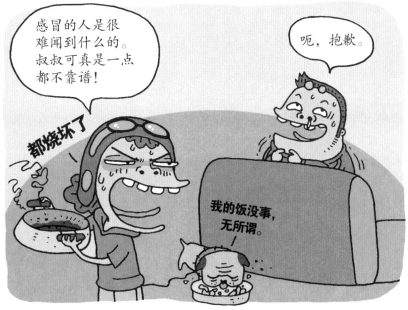

感冒的人是很难闻到什么的。叔叔可真是一点都不靠谱！

都烧坏了

呃，抱歉。

我的饭没事，无所谓。

感觉与呼吸的交叉点——鼻子

让我们从横向的眼睛转向竖向的鼻子吧。位于两眼下方的鼻子耸立在脸部正中央，因此非常明显。总之，只有耳目口鼻保持均衡，才能组合出一副美丽、帅气的容颜，缺一不可。

想要拥有美人鼻，鼻子绝对不能太低，也不能太高、太尖或太平。大家也知道最近很流行整形手术。其中，鼻子动刀的概率非常高。其实，从审美角度来讲，东方人的鼻子不比西方人的高鼻梁差，真心不建议为了所谓的高鼻梁而失去我们的自然美。

鼻子分为我们可以摸到的外鼻，以及里面的鼻腔和与此相连的副鼻腔。

外鼻由软骨构成，因此可以对其进行手术。历史战争时期，胜者会切走败军的鼻子或者耳朵，以彰显胜利。因为不论鼻子还是耳朵都由软骨构成。假如鼻子或耳朵都是由坚硬的骨头构成，会发生什么样的事呢？结果就是，一切就碎。然后全世界人的鼻子和耳朵都会缺一角或直接消失吧？

将鼻腔分成左右两部分的组织被称为鼻中隔。用白蜡树刺穿牛的鼻中隔的东西叫鼻环。

进入鼻中的空气以鼻中隔为分界线，流入左右两侧的鼻腔，然后经过鼻腔外壁上分三层的鼻甲。

你可以将鼻甲看作是拥有导热功能的暖气片。当冷热空气进入鼻内，鼻甲就会将这些空气的温度调高或调低，等空气到达一定的温值后，就会进入肺部。如果进入肺部的空气太凉或太热，有可能造成肺部损伤，鼻子的作用就在于此。另外，空气过于干燥也会损害肺部，为此鼻甲会喷出湿气，提高湿度。

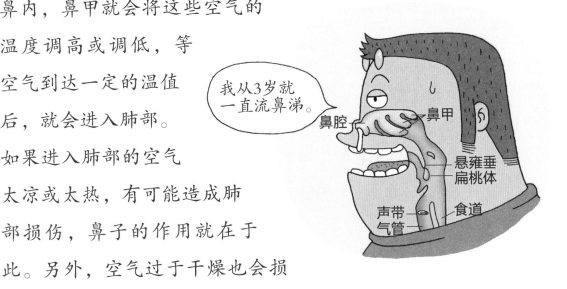

我从3岁就一直流鼻涕。

鼻腔
鼻甲
悬雍垂
扁桃体
声带
气管
食道

以前的小孩子都是鼻涕虫，每次去幼儿园的时候都要在胸口挂一条手巾。各位小朋友的妈妈都是那么过来的。我们那个年代就更不用说了，连手巾都没有，只能用袖子随便擦，成了鼻涕之家。为什么以前的孩子鼻涕那么多呢？是因为总饿肚子，鼻甲发炎，也就是慢性鼻炎导致的。你要是多看几张非洲孩子的照片，就知道他们都是鼻涕虫了。

鼻子最大的作用是识别气味，它是嗅觉器官。你可能觉得闻不到气味倒没什么，照样能活，但要是分辨不出毒气、瓦斯、天然气之类的，就很危险了。让我们细细解剖一下感觉系统发达的必要性吧。

鼻腔内部的嗅感带储存着60万个厚角细胞，可分辨一万种左右的气味。当然，鼻子发达的动物相比人类属于下等动物。人类由眼睛负责90%的感官，但其他动物主要依赖鼻子。

感冒之后，是不是闻不到什么气味？这是因为病毒攻击并损伤鼻腔内的嗅感带而造成的。还有，感冒带来的鼻肿会阻碍共鸣，导致鼻音。另外，嗅觉功能也会随着年龄的增长而逐渐退化，70岁左右的时候，就会丧失一半左右的敏感度。真是悲哀啊。人一老，眼瞎、耳聋、记忆力减退还没完，现在连嗅觉都要剥夺。所以，趁着年轻多学习、多努力吧，否则就得应验"少壮不努力，老大徒伤悲"了！

对上述内容进行总结的话就是，鼻子是阻挡病原菌入侵、调节温度和湿度，以此保护肺部的器官，更是辨别气味的嗅觉器官。鼻子可不是为了耍帅才搁在那个位置上的！那鼻孔为什么是两个呢？那是因为当一个堵住的时候，可以用另一个呼吸。这告诉我们，鼻子是多么容易被堵。

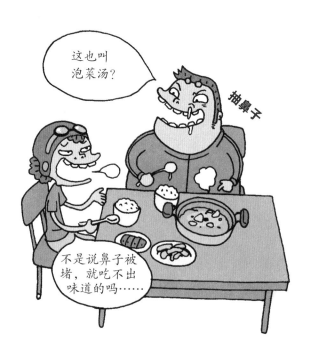

❓ 为什么不同人种的鼻子有大有小?

这一点你只要联想一下不同地区空气的湿度及温度,就能了然于心了。你觉得生活在酷热的沙漠地区和严寒的北极地区的人,他们的鼻子有什么特点?中东人群与俄罗斯人的鼻子绝对不小。已经适应干燥的沙漠或寒冷的北极人群,他们的鼻子肯定很大。因为鼻子大,才能更好地调节湿度和温度。相反,生活在热带地区的人,其鼻子都是扁而小,因为高温、高湿地区不需要鼻子过大。你有见过生活在热带地区的猴子有哪个是大鼻子吗?

❗ 鼻腔窄,就有鼻音!

鼻内由于可以产生声音共鸣,因此能发出正确的声音。所谓的鼻音也跟鼻子有关。法语是鼻音最为发达的语言,因为法国人的鼻腔都很窄。这种语言实在不是我们想学就能学的。连我们自己的语言都没精通的情况下,还叫嚷着要学他国语言的人比比皆是。能学好当然是好事,但学不会也不需要过于气馁。

不要随便抠鼻子。

鼻毛身上横横竖竖地粘着黏液,因而可以有效地粘住灰尘、细菌、霉、病毒。它们的凝聚物就是鼻屎。你可以在没有人的地方使劲挖鼻屎,但绝不能挖得太深。因为你挖得太深,手指上的细菌就能轻而易举地突破鼻毛的防线而进入体内,所以不要抠鼻子哦。

149

戴着助听器的爷爷

知识搜索：1. 女性为什么没有耳毛？
　　　　　2. 为什么耳垂是凉的？

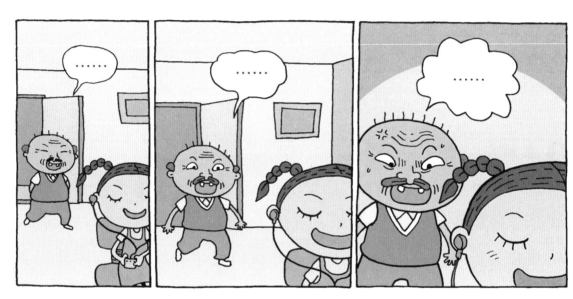

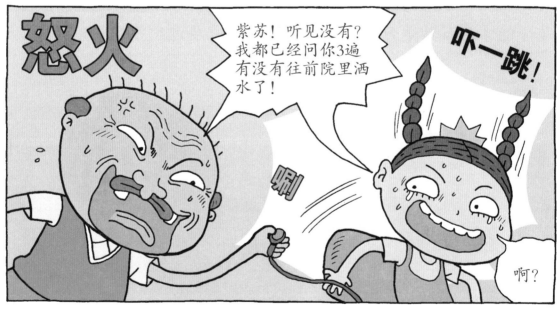

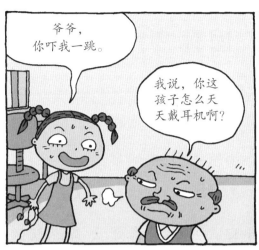

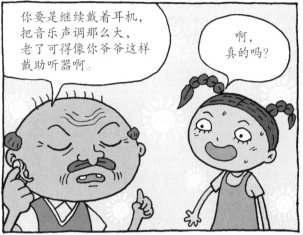

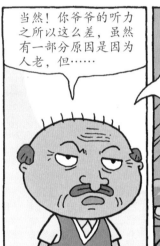

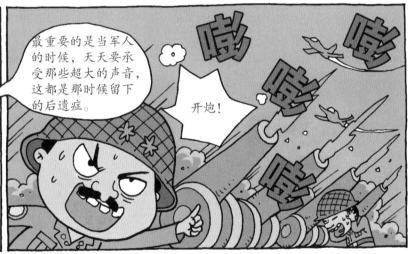

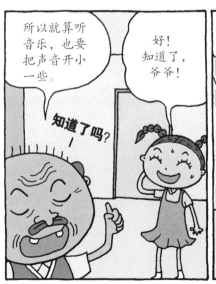

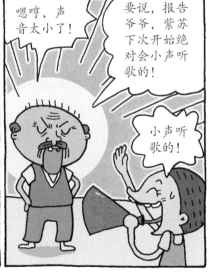

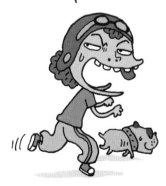

151

利用气体、液体、固体听声

我们通常将大而下垂的耳朵叫佛耳，可是西方人却将耳朵大的人当成白痴，称这种耳朵为驴耳。从这里就能明显看出东西方的文化差异。而耳郭则是负责聚集声音，这一点可以从人将手放在耳朵上做倾听状的动作上就能看出来。另外，喜欢大声说话的老人，其听力绝对是有问题的。因为只有大声说，才能听得到自己的声音。

耳朵包括外耳、中耳和内耳3部分。当中耳发炎时，称为中耳炎，意思是不是很清晰？聚集在耳郭中的声音经过外耳道后，将震动鼓膜，鼓膜位于外耳道与中耳之间。

鼓膜是厚度只有0.1毫米的薄膜。外部压力过大，是有可能撕裂鼓膜的。当耳朵出现异常时，不用过于担心，当务之急是先去医院的耳鼻喉科进行相关检查。其实，有时候放任不管，鼓膜也有可能自行恢复。当鼓膜撕裂时，会以人工鼓膜代替，人工鼓膜的材料一般是包裹鸡蛋的薄皮。

年轻的时候常被噪声环绕的人，老了便要受耳聋之苦。看着天天戴着耳机听音乐的学生，我也只能在心里哀叹一声。声音小我也不说什么，但大到连坐在身边的我都能清晰可闻的时候，你说耳朵能受得了吗？

这完全就是噪声级别的，所以建议各位学生戴耳机听音乐的时候，请尽可能将声音调到最小。再看看登山的过程中还戴着耳机的人。你说人登山是来倾听大自然的声音的，干吗还要弄出噪声，不让自己的耳朵消停一会儿？不知道无声胜有声的大自然之声才是这世上最动听的音乐吗？

中耳是通过咽鼓管与脖子连接在一起的。飞机升空，外部气压低于身体，或高铁进入隧道，提高外部气压时，耳朵是不是会嗡嗡作响，头昏脑涨？这时，你只要嚼着口香糖，或张大嘴打哈欠，就能使内外气压保持平衡。

另外，内耳中还有负责身体平衡的前庭器官，以及负责旋转感觉的半规管。因此，当你头晕目眩时，别只是认为自己贫血，还有可能是内耳出现了问题哦。

当鼓膜震动时，附着于上面的3个听骨（锤骨、砧骨及镫骨）会将这一音波增幅50倍，然后传递到耳蜗中，使内耳内部淋巴液运动，刺激内耳的听觉神经。

这一过程中，我们知道了一个事实。那就是一开始搭乘空气（气体）进来的音波通过听骨（固体），最终流入淋巴液（液体）。可以说，固体、液体、气体这"三体"皆参与了听的工作。

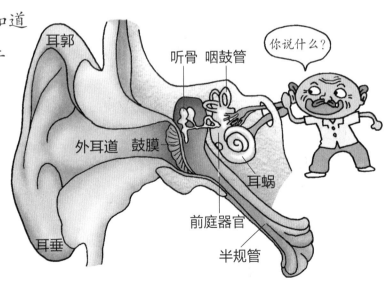

153

原来，人类与鱼儿一样，是通过水来听声的啊！

讲解耳朵的时候，绝对不能略过的就是耳屎。作为外耳道分泌的脂肪物质与灰尘的凝聚物，某些人的耳屎是干燥的，而有些人的耳屎却是潮湿的。这一点也是会遗传的哦。根据人种，西方白人中90%以上为潮湿耳屎，而黄种人多是干燥耳屎。

绝对不要随便抠耳屎，这是我一个专攻耳鼻喉科的弟子告诉我的。耳朵内部会通过繁殖出一种叫真菌的霉，让人感觉到瘙痒，可就算是如此发达的现代科学，也仍旧没有研发出能够针对这些真菌的特效药。甚至可以说，这些真菌在生理特征上与人类极为相似。

有水进入耳朵时，我们完全不用理会，等它自然干就可以了。可有些人偏偏习惯性地抠耳朵，非要把它抠出来，让耳朵产生缝隙，这一幕是细菌或霉最想看到的。我个人觉得挖耳勺这种东西少用为好，因为耳屎就算不管它，它也会一点点地往耳外移动，通常不需要这种外力。另外，对昆虫而言，耳屎是一种剧毒，只要它们敢进耳朵，吃一口耳屎，就会一命呜呼。我们的身体已经做好了完全的准备，给它多一些信任吧。

不要去管耳屎，自然才是王道！因为人类也是自然的一部分，干涉有时就是破坏，顺其自然是最好的选择。

啊呀！

❓ 女性没有耳毛?

有一种遗传现象是只有男性有而女性没有的，我们将其视为显性遗传。这不是从父母身上得到的遗传，而是性别体现的遗传，比如耳毛。这只能在男性身上看到，你应该没有在女性的耳朵上看到毛毛吧？可有些人却觉得这些耳毛碍眼而直接剪掉。虽然人身上的毛，比如鼻毛、耳毛都有各自的作用，但现代人为了美，当真敢做任何事。

❗ 仔细看一看摔跤选手的耳朵吧!

耳朵除耳垂以外，都是由弹性十足的软骨构成的。假如耳朵或鼻脊不是软骨，那我想这世上很少有人能拥有完整的耳朵或鼻子吧？当大家仔细看一眼摔跤选手的耳郭时，就会发现几乎所有选手的耳朵都是变形的，只因天天在地垫上被搓揉千百遍。如果没有这样的付出，哪儿来的冠军？

耳垂是凉的。

耳郭下方的耳垂没有软骨，而是由脂肪构成。即血管分布量少，是我们身上温度最低的部位。所以，当手被烫时，我们就会不自觉地将手放到耳垂上。这是大脑发出信号之前，由脊髓发出的自主反射引起的。这种发射被我们称之为髓反射。

要小心三寸不烂之舌

知识搜索：1. 舌头是分辨味道的源泉
          2. 辣味不是味道，而是一种痛觉

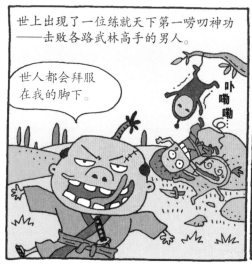

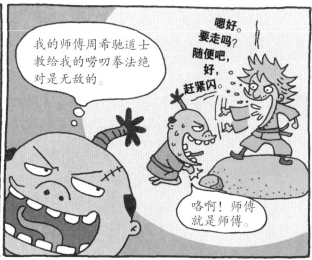

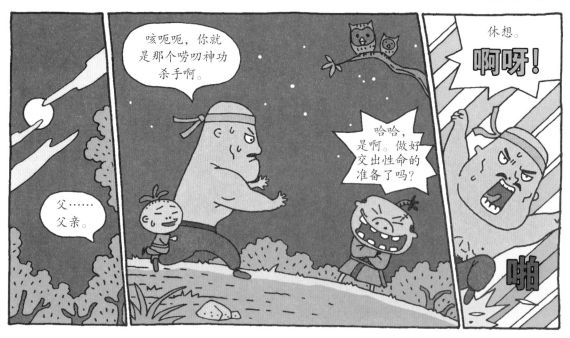

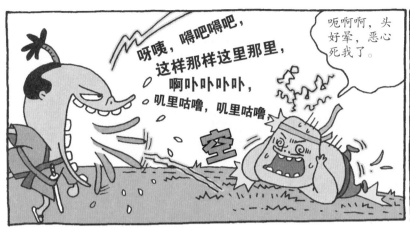

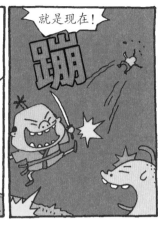

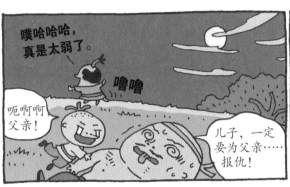

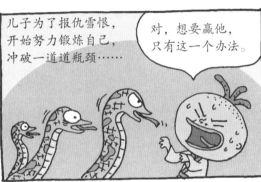

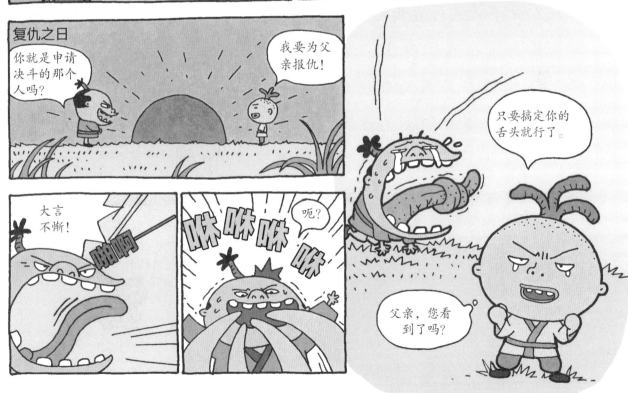

味觉与发音的源泉——舌头

大家应该听过"三寸不烂之舌"这一词吧，它是指嘴上的功夫了得。一寸约3.33厘米，因此舌头的全长为9~10厘米。但是，就算你有三寸不烂之舌，也要谨言慎行，说出重要的话之前，一定要在脑子里思考再三，否则有可能伤害到别人，或影响自己的一生。

古话都是有其道理的。另外，没有舌头，就说不了话。大家可以通过说话，感受到舌头的重要性。这次，同学们可以试着在固定舌头的情况下，吞咽口水，或者将食物推到咽喉。是不是办不到？是不是觉得舌头对于我们非常重要？

其实，在我们身上，除了脸蛋和手脚等裸露在外面的部位外，还有许许多多值得我们去关注和珍惜的器官。总之，舌头是吞咽食物和唾液，以及发音过程中必不可少的器官。而短舌之人，说话会口齿不清，发音不准确。

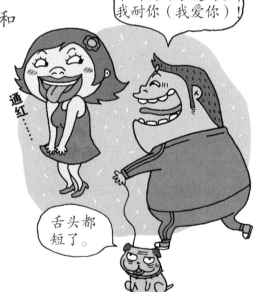

❗ 舌头是分辨味道的源泉！

舌头的最核心任务就是分辨味道。舌上方的味蕾与内部味觉细胞可以感知化学物质。假如我们无法分辨发霉食物、有毒食物而随便吃，会产生什么样的后果？嘴就是以这种方式守护着我们的生命。目前有众多新的学说问世，但通常情况下，都是由舌的末端负责分辨甜味，舌根负责分辨苦味，舌两侧负责分辨酸味，而整个舌头皆能分辨咸味。

❓ 舌头可以表现感情？

舌头可以表现感情。比如，表现思考、惊讶、羞愧、尴尬，以及想要嘲弄别人时，就会吐舌头，做怪异的形状。另外，蛇吐舌是为了利用舌头感知温度、气味、湿度。

辣味不是味道，而是一种痛觉。

吃辣椒时，舌头会火辣辣地痛。此时的辣是痛觉的一种反应。让我们将辣椒末和盐放到舌头上试验一下。我们会发现，整个舌身都能感受到盐的味道，但将其放到手背上，则没有任何感觉。可是，当你把辣椒末放在手背上进行擦拭时，会感觉到钻心的疼痛。辣椒粉拷问也是以这种方式进行的。腥味也不是一种味道，而是嗅觉。

在澡堂发生的故事

知识搜索：1. 无处不在的微生物

2. 黑色素决定了皮肤的颜色

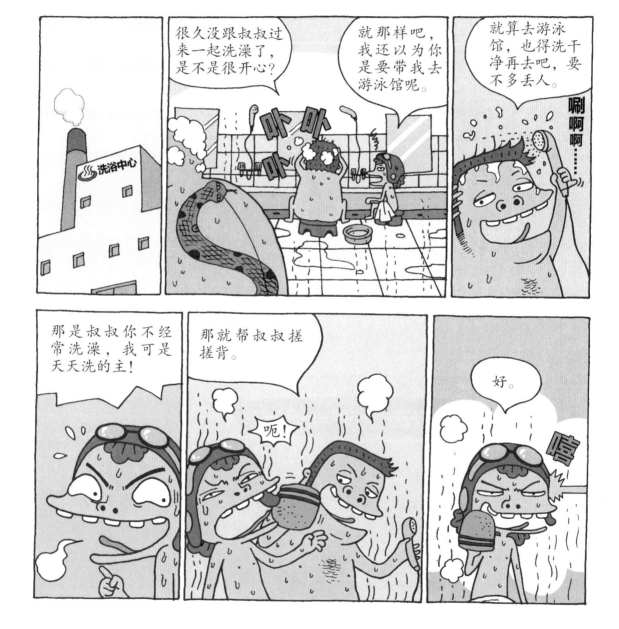

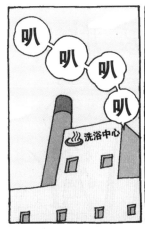

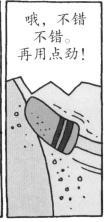

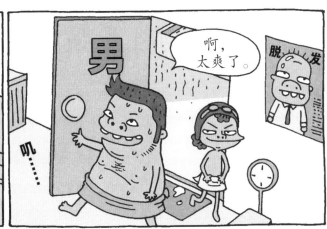

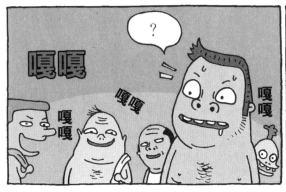

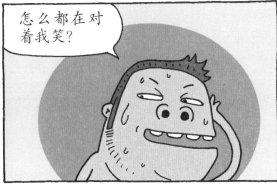

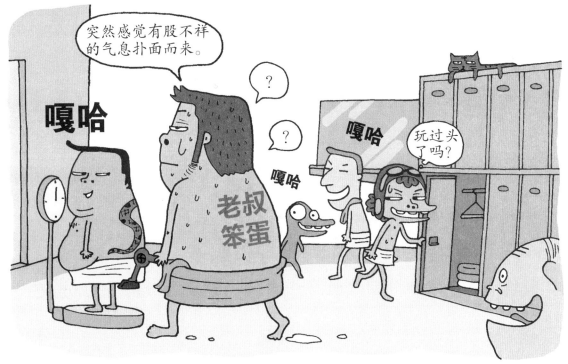

最宽、韧性最强的器官——皮肤

我们身上韧性最强的器官是哪一个呢？是皮肤。我就算使出吃奶的劲儿搓背，叔叔的后背也只是红了而已，对皮肤却完全没有影响。

皮肤分为表皮、真皮、皮下脂肪层。位于皮肤最上层的表皮的上皮细胞存活一周后就会死亡，然后形成一层角质。污垢就是在此生成的。污垢和角质层是保护皮肤的重要防

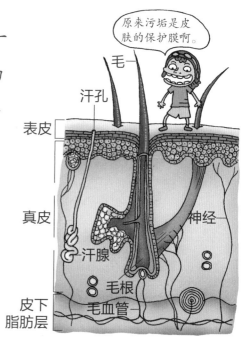

线。当我们去洗浴中心时，经常可以看到使劲儿搓身体的人。用劲儿太大，连带着角质层也会被搓掉，使病原菌可以更轻松地入侵身体。污垢不应用搓的方式去掉，建议用抹了肥皂的毛巾缓缓擦拭，力道不能太强。在家经常淋浴是一种很好的习惯，完全不需要在此基础上搓洗身上的污垢。大家要记住，洗澡是为了促进血液循环、舒缓肌肉或骨骼压力的，而不是用来搓洗污垢的！除了身体外的皮肤，嘴内、胃壁等覆盖内脏的部分也都属于皮肤，它们的作用与身体外的皮肤是一样的。真皮表面附着约300万个汗腺。

❗ 皮肤上生存着无数的微生物！

虽然皮肤干燥，不利于微生物的生存，但汗孔或其周围却很湿润，1立方厘米的空间内，生活着100万个细菌。大量出汗时，身体之所以有那么强烈的味道，就是因为细菌在这潮湿的环境下开始大量繁殖而造成的。不仅如此，痤疮也是由生活在毛孔里的细菌引起的，脚癣同样是微生物中的霉导致的。另外，头皮屑也是霉的杰作！啊，微生物真是无处不在啊！

❓ 驻扎在皮肤上的细菌有益还是有害？

大肠菌就不用说了，绝对是有益细菌无疑。皮肤是皮肤细菌的家园。它们为了保卫自己的家园，会驱赶甚至杀死那些胆敢接近的有害微生物。所以，不要让身体过于干净，这会杀死那些家园守护者，让有害微生物有机可乘。小时候，玩玩泥巴，活得粗糙一点，是有利于提高皮肤抵抗力的。我就是"子女埋汰一族"教育方式的提倡者之一。

黑色素决定了皮肤颜色。

提起黑色素，我们就会联想到黑。不同的人种，体内的黑色素存在差异性，这一点完美地体现在了肤色上。我们的头发黢黑，或肤色较黑，都是黑色素过多引起的。另外，长时间待在阳光下，会生成大量的黑色素，以防止紫外线对皮肤细胞造成伤害。

打扮时，不可缺少的部分

知识搜索： 1. 为什么人类被称为"头上长毛的野兽"？

2. 手指甲也能看出人体是否健康

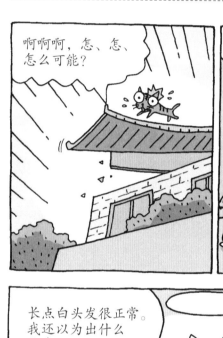

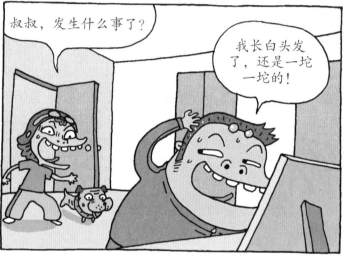

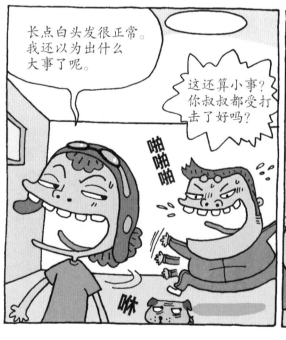

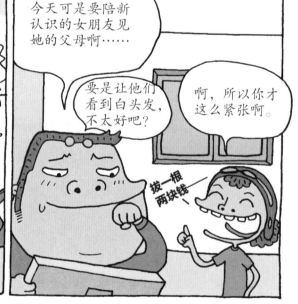

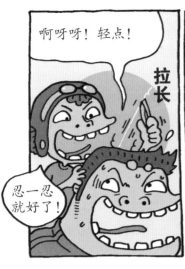

啊呀呀！轻点！

拉长

忍一忍就好了！

小不忍则乱大谋啊，叔叔。为了乌黑的头发，为了表现你的健康。

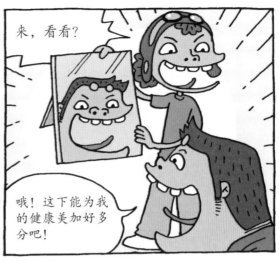

来，看看？

哦！这下能为我的健康美加好多分吧！

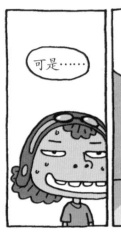

可是……

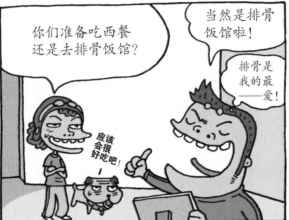

你们准备吃西餐还是去排骨饭馆？

应该会很好吃吧！

当然是排骨饭馆啦！

排骨是我的最——爱！

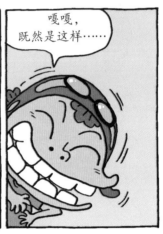

嘎嘎，既然是这样……

建议你把手指甲和脚指甲剪掉。要是让他们看到你那满是污垢的指甲，绝对会完蛋。

什么？

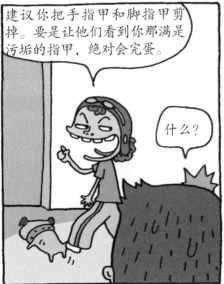

呃！差点就悲剧了。

嘟嘎

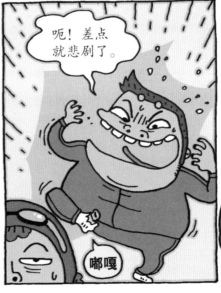

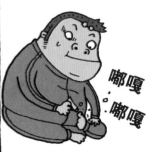

嘟嘎 嘟嘎

由皮肤变化的
手指甲与脚指甲

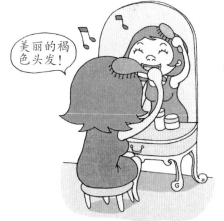

美丽的褐色头发!

不论男女老少，都很愿意将大量的时间用在整理头发上。洗、梳、喷、摸等动作一部分体现了头发的魅力，而另一部分也代表了健康。其实，这都是为了向异性展示自己最完美的一面。

人体全身约有500万根毛。其中，头发约有20万根。因为头发是唯独人类才拥有的，因此人类也被称为"头上长毛的野兽"。只因相比全身都长毛的野兽，人类只会在头上留下毛发，才会得到这种称号。住在洞穴的时候，人类明明全身是毛的，但自从发明了衣服以后，毛逐渐退化、消失。

人老了，头发也会变白、掉落，这表明头发也是会衰老的。先不管是遗传原因还是后天原因，只要发根无法正常吸收黑色素，头发就会变白。西方人的头发之所以那么亮，也是因为缺少黑色素。白头发相比黑头发的真空度较高，因此较多的空气进入白头发后，通过空气与光线之间产生的光散射，使白头发显得更亮。总结成一句话，就是毛发的颜色取决于黑色素与空气。

不论包含头发和睫毛的体毛，还是手脚指甲，皆是由皮肤变化而成的。因此，这些结构里，不存在血液和神经一说。假如手脚指甲或毛发上有神经，会是什么样的情景呢？最简单的就是我们再也不能剪掉手脚指甲，也只能让头发越长越长。一想想就恐怖！

? 手指甲也能看出人体是否健康?

较硬的手指甲可以起到一定的支撑作用。比如，当你剪掉指甲后，是不是觉得拿东西很费劲，扎进肉里的刺也很难拔出来? 手指甲可不是让你挠人或涂抹指甲油出门耍帅的，而是健康的一面镜子。手指甲的纹路光滑，呈粉红色，就表示你很健康。你问为什么，那是因为在手指内部流动的红色血液照应出来的颜色就是粉红色。家兔的眼睛之所以泛红，就是因为眼球后面的视网膜血管反射出来的颜色泛红。

! 手指甲在人伤心时生长速度快，而脚指甲则是开心时生长速度快!

手指甲的生长速度远远快过脚指甲，每天平均长约0.1毫米。手指甲之所以长这么快，是因为它要负担的工作更多。在这个世界，相比开心的事，人类更执着于做一些伤心的事。在这里，还望各位每天多笑一笑，笑多了，人就会开心，人越开心，皮肤也会越发光滑哦!

反方向梳头很吃力。

当你的头发或手指甲被烧焦时，就会有一种腥膻味扑鼻而来，这就是被称为角蛋白的蛋白质被烧时产生的气味。当你用显微镜观察毛发时，就会发现它的结构很像一层层叠加的瓦砖。因此梳头时，从发根梳向末端就很顺畅，反之头发会杂乱不堪，很难梳。

嘴唇健康的末子小姐

知识搜索：1. 又一个敏感的皮肤——嘴唇
　　　　　2. 发音时，嘴唇也会起到很重要的作用

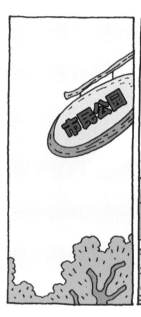

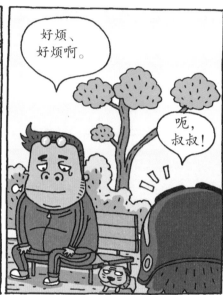

好烦、好烦啊。

呃，叔叔！

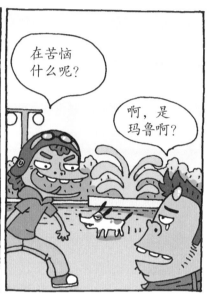

在苦恼什么呢？

啊，是玛鲁啊？

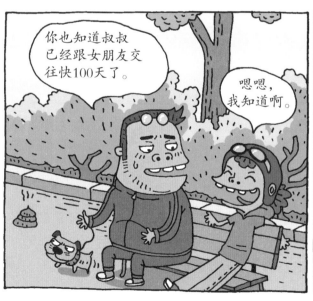

你也知道叔叔已经跟女朋友交往快100天了。

嗯嗯，我知道啊。

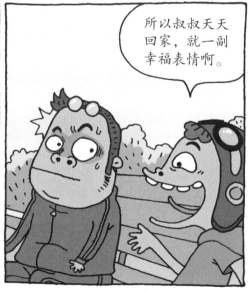

所以叔叔天天回家，就一副幸福表情啊。

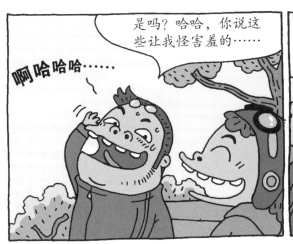

是吗？哈哈，你说这些让我怪害羞的……

啊哈哈哈……

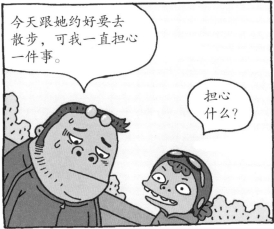

今天跟她约好要去散步，可我一直担心一件事。

担心什么？

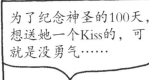

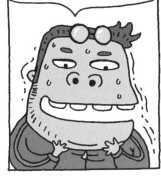

为了纪念神圣的100天，想送她一个Kiss的，可就是没勇气……

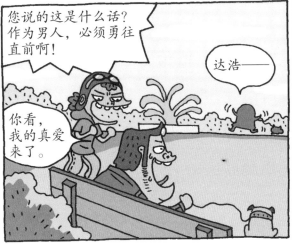

您说的这是什么话？作为男人，必须勇往直前啊！

你看，我的真爱来了。

达浩——

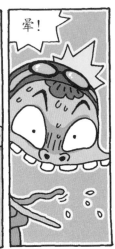

晕！

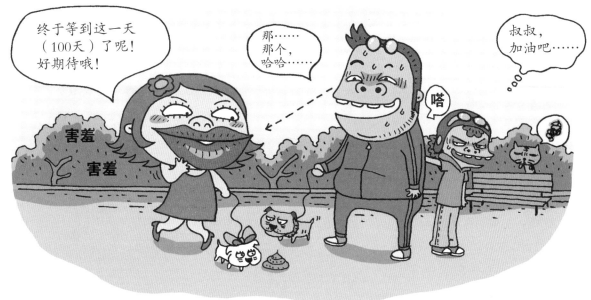

终于等到这一天（100天）了呢！好期待哦！

那……那个，哈哈……

嗒

叔叔，加油吧……

害羞
害羞

又一个敏感的皮肤——嘴唇

想吃东西吗？想喝东西吗？想说话吗？想的话，就去求嘴唇吧，只要它张开，你们就能实现自己的愿望。嘴唇通过张、闭、歪斜来表达各种情感。另外，嘴唇也能表现其主人的健康程度。比如，嘴唇可能苍白或通红，通红是因为嘴唇部位分布着许多毛细血管。

有句成语叫"丹唇皓齿"，意指拥有"红润嘴唇，洁白牙齿"的美丽女子。张开红唇，吐出一句"我在这里"的同时，露出洁白的牙齿，异常动人。因此，女性们为了展现自己的健康美，在嘴上涂抹胭脂或口红，隐隐向异性表达"我拥有健康的遗传因子，快来追我吧"的信号。为表达爱意，人们会将自己的嘴唇吻向异性的脸蛋或嘴上。

让我们在镜子前，用手将嘴唇向外翻，看一看，有没有发现与肤色之间的差异呢？是的！嘴唇其实就是嘴内的肌肉外翻的结果。当你往嘴的内侧紧闭嘴唇时，是看不到嘴唇的。嘴唇，其实就是在发育过程中，由部分上皮外伸而形成的。

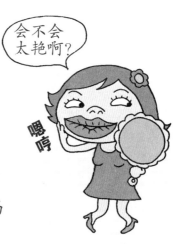

会不会太艳啊？

嗯哼

❓ 发音时，嘴唇也会起到很重要的作用？

发音的过程中，嘴唇的作用很关键。由嘴唇发出来的声音称为唇音。大家有听过唇裂这一词吗？它是指新生儿一生出来上嘴唇就是裂开的，同一侧或两侧、部分或完全裂开，使上唇成为两瓣或三瓣，这就是俗称的兔唇，医学上叫唇裂。现在可以通过手术治好，几乎看不到，但以前是很常见的。得了唇裂的人，因为空气可以穿过嘴唇而无法清晰地说出话语，也很难吹笛子。我们该庆幸自己有一个完好无损的嘴唇！父亲、母亲，感谢你们。

❗ 管好我们的嘴唇！

只有哺乳动物才能拥有嘴唇这个器官。大家知道西方人最忌讳其他人说自己的是什么吗？那就是吹牛大王。正直是我们的资本。就算嘴唇是歪的，我们也不能说假话欺骗别人。如果从小管不住嘴和嘴唇，你会发现长大之后有些恶习是改不了的，会跟着你走到生命的终点。

嘴唇发出的音乐就是吹口哨。

口哨是指通过双唇、舌头和气流，就能发出"箫"一样的声音。其方法是：双唇合拢，中间留一空，借助于人的唇、舌的作用使气流通过而发出声音。但你只要稍微改变嘴形，就吹不出来。嘴唇也是有肌肉的敏感皮肤哦。

玛鲁正在做肌肉运动

知识搜索：1.移动身躯的肌肉

2.肌肉和牛肉都是红色的

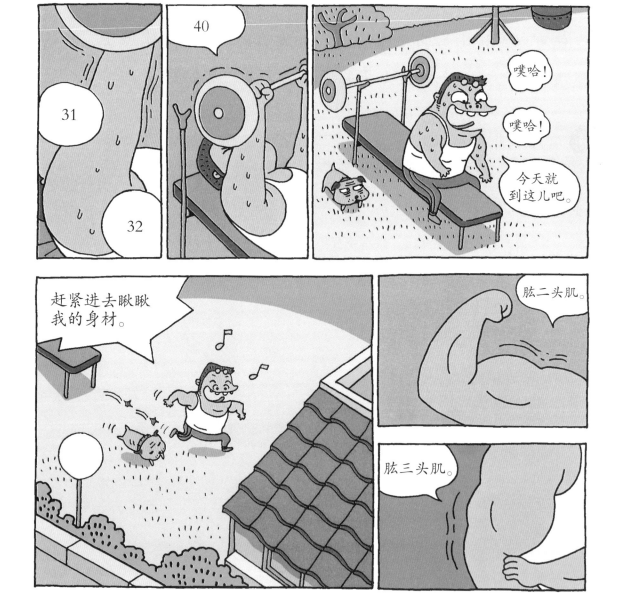

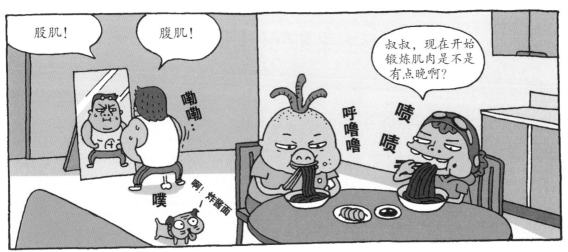

股肌！

腹肌！

嘞嘞…

噗

啊！炸酱面

呼噜噜

喷喷

叔叔，现在开始锻炼肌肉是不是有点晚啊？

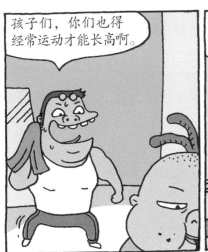

孩子们，你们也得经常运动才能长高啊。

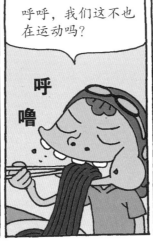

呼呼，我们这不也在运动吗？

呼噜

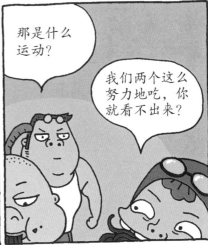

那是什么运动？

我们两个这么努力地吃，你就看不出来？

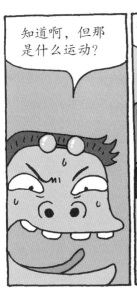

知道啊，但那是什么运动？

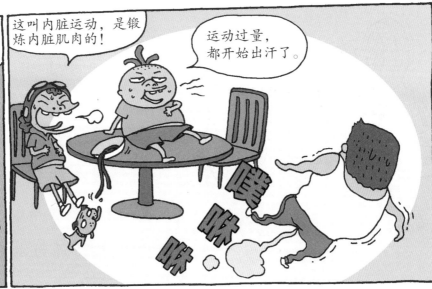

这叫内脏运动，是锻炼内脏肌肉的！

运动过量，都开始出汗了。

噗咻咻

移动身躯的肌肉

肌肉，算是现今男性的热点话题。体现力量（能量）的肌肉……人体的肌肉按结构和功能的不同可分为平滑肌、心肌和骨骼肌3种，按形态又可分为长肌、短肌、阔肌和轮匝肌。平滑肌主要构成内脏和血管，具有收缩缓慢、持久、不易疲劳等特点，心肌构成心壁，两者都不随人的意志收缩，故称不随意肌。

我们体重的约40%为肌肉。肌肉的分布广，有650余种。其中，大块肌肉为60厘米的大腿肌肉，最小肌肉则是0.2~0.3厘米的耳内肌肉。

肌肉分3种，让我们按顺序了解一下吧。紧贴在骨骼上，可供我们随意移动的肌肉称为随意肌。而有横纹的肌肉称为横纹肌，这种肌肉力量足，可以快速移动，但极易疲劳。

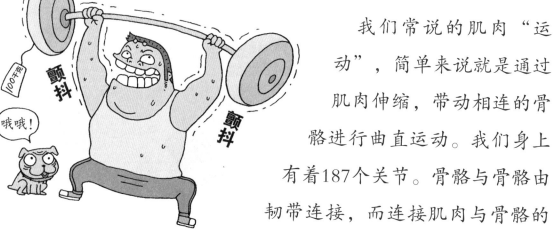

我们常说的肌肉"运动"，简单来说就是通过肌肉伸缩，带动相连的骨骼进行曲直运动。我们身上有着187个关节。骨骼与骨骼由韧带连接，而连接肌肉与骨骼的就是腱。这两者都是韧性极强的家伙。当你啃鸡腿的时候，也能感受到这一点，关节不易拆分。对了，你们有听过跟腱吗？它是位于足跟与小腿之间的一条很粗壮结实、绷得很紧的肌腱。如果它被伤到，大腿就不听使唤，也就是丧失了大腿控制能力。

内脏肌肉存在于身躯内，也就是构成胃肠的各种肌肉。因这些肌肉无法随意移动，被称为不随意肌，且通过显微镜，发现其毫无纹路，而又被称为平滑肌。平滑肌与骨骼肌不同，它虽然移动缓慢，但不易疲劳。

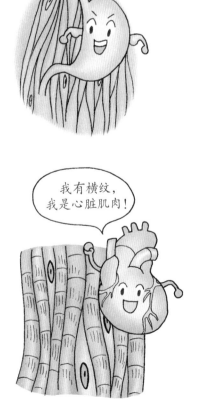

我是无纹的内脏肌肉！

最后要讲的心脏肌肉则很特殊，它涵盖了骨骼肌与内脏肌肉的所有特征。心脏肌肉不仅拥有横纹肌的快速重复收缩扩张的能力，还有内脏肌肉的不易疲劳之能。另外，心脏肌肉也属于不受我们意志操控的不随意肌。

我有横纹，我是心脏肌肉！

事实上，我们是依靠肌肉生活的。就如肌肉的收缩与扩张运动一样，一个微笑也会牵动三十多种肌肉。而一个人的面部表情中，隐含着那个人的人生轨迹和历史。习惯面带微笑吧，就算脾气再火爆的人，

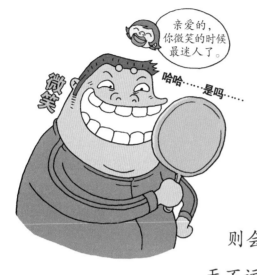

也不会冲对自己面带微笑的人动手，不是吗？习惯微笑，会促进脸部肌肉储藏这部分记忆，所以经常对着镜子微笑吧！让我们试着以微笑的状态入睡。

肌肉是需要锻炼的，如不运动，则会觉得乏力，使不出劲儿。通常，一天不运动会降低5%的力量。坚持运动时，肌肉之所以发达，不是因为肌肉细胞的增生，而是每个细胞膨胀、增大的结果。中途停止运动，细胞就会缓缓减少、萎缩。

到了成年，神经细胞与肌肉细胞是不会增加的。体重增加，也不是因为细胞数量的增加，而是水和脂肪进入细胞，尤其是脂肪细胞，使其增大而造成的。运动与减肥的目的是为了将堆积在脂肪细胞里的水和脂肪排出去，以减轻重量。

身体模样如何，全靠大家是否努力。努力运动，努力思考吧。聪明的头脑和健美的身躯是吸引女性的两大狠招哦。

❓ 运动的时候，身体为什么会发热呢？

我们在讲到肝时，有提过储藏在肌肉里的一种碳水化合物——糖原。糖原通过分解，成为葡萄糖，再通过复杂的过程，制造成为ATP的能量物质。这个ATP就是肌肉力量的供应者。运动选手之所以极力摄取碳水化合物，就是为了快速获得能量。ATP在产生能量的过程中会散发热量，因此肌肉在移动时，自然而然就产生了热。

❗ 女性的肌肉比男性少！

女性血液中只有1%~2%左右的男性激素，而女性激素——雌性激素的大量分泌，会导致肌肉萎缩。肌肉体积大而坚实的关键是男性激素——睾酮。女性朋友们在练哑铃的时候，可能会担心自己的胳膊上会不会隆起肌肉。这一点你们不用担心，绝对不会出现那种情况。女性的肌肉连男性的一半都不到。通过哑铃锻炼，最多只会获得一定的皮肤弹性。所以，女性朋友们，用哑铃锻炼皮肤弹性吧。

> **肌肉和牛肉都是红色的。**

向肌肉输送氧气的是红细胞内的血红蛋白。可是，肌肉里还有一种可输送氧气的呼吸物质，那就是肌红蛋白。相比血红蛋白，肌红蛋白与氧气结合的力量更强。牛肉之所以呈红色，就是因为内部含有大量的肌红蛋白。

玛鲁长个儿的秘密

知识搜索：1.诱发"生长痛"的原因

2.骨骼是内部器官的守护者

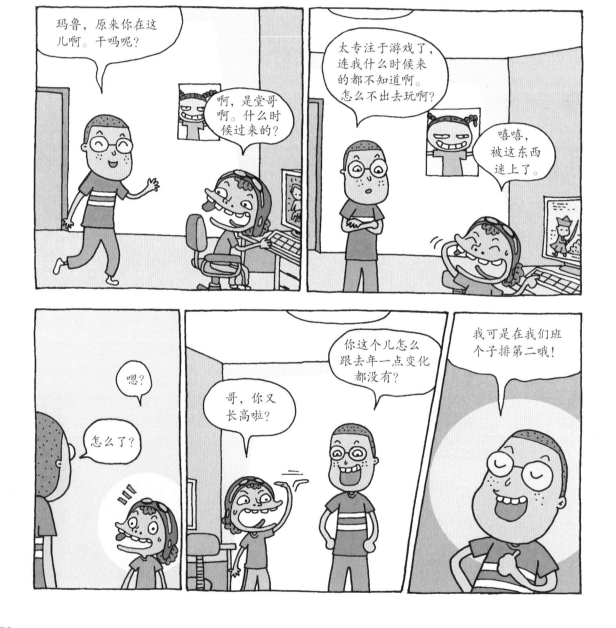

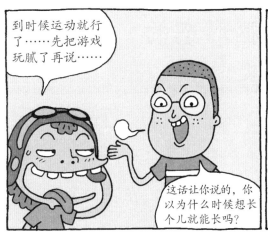

到时候运动就行了……先把游戏玩腻了再说……

这话让你说的，你以为什么时候想长个儿就能长吗？

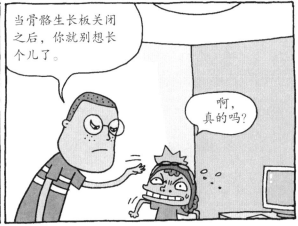

当骨骼生长板关闭之后，你就别想长个儿了。

啊，真的吗？

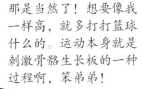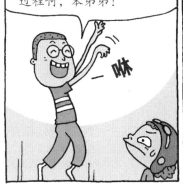

那是当然了！想要像我一样高，就多打打篮球什么的。运动本身就是刺激骨骼生长板的一种过程啊，笨弟弟！

咻

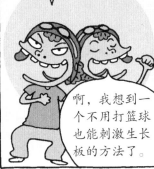

嗯，好！我也要刺激生长板，让自己成为长腿男。

啊，我想到一个不用打篮球也能刺激生长板的方法了。

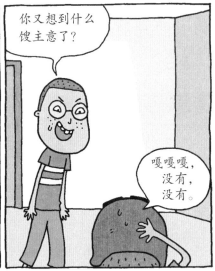

你又想到什么馊主意了？

嘎嘎嘎，没有，没有。

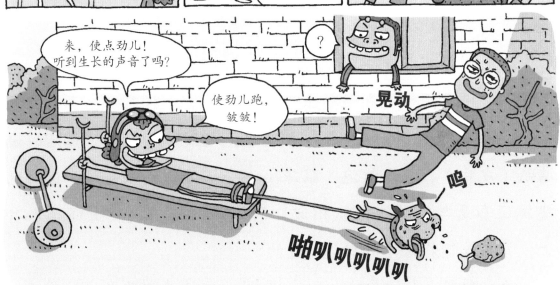

来，使点劲儿！听到生长的声音了吗？

使劲儿跑，皱皱！

?

晃动

呜

啪叽叽叽叽叽

179

决定我们身躯形态的

骨骼

比生铁坚硬，但又轻便柔软的就是骨骼。因为，构成骨骼的35%是称为胶原的蛋白质，另外水占据了约20%。在我们身上，骨骼是水含量最少的器官。其余45%则是钙等矿物质。相比70%由水构成的身躯，骨骼算是极为干枯的区域了。虽然重量只有生铁的三分之一，但强度却是它的10倍。尤其，胫骨可以支撑300千克的重量。

大家可以立刻想象一下保持你们现在姿势的情况下，将身体上的肉全都去掉，只留下骨骼的情形！假如没有骨骼，我们就成了无脊椎动物，身体形态必然也会与现在有所区别。从结构上来看，人类的身躯犹如一栋建筑。不，是建筑很像我们的身躯。不能说是先有建筑，后有身躯的，你说呢？

联想一下我们正在造房子。先挖地基，再竖起一条条钢筋（骨骼），再用水泥和混凝土造墙壁和地板（肌肉），再往里塞水管（血管）、排水管（肾和尿道）、电线（神经）。最后，贴墙纸（皮肤），挂电灯泡（眼球）……从某种程度来讲，这样的建筑还真是与人类的身躯相似！同样，无论在建筑上还是人身上，骨骼或钢筋的作用都是一致的。

胎儿时期，人的骨骼大致有350根。但随着骨骼之间的相互缝合与退化，成年之后的骨骼数量缩减为206根。成长结束后，骨骼的长度也会稳定。其实，骨骼内的骨细胞始终在重复着生与死的过程，这一点我们是感觉不出来的。成年人的骨骼一年有5%的骨骼将进行更新换代。其原理，是制造骨骼的成骨细胞制造胶原后，往里塞钙和磷酸，使其如石灰一般坚硬。另外，破坏骨骼的破骨细胞也会分解那些老旧的骨骼。

骨骼拥有储藏功能。骨骼内部，拥有可构成身躯的99%的钙，以及90%的磷酸盐。钙，除了是骨骼成分以外，在血液凝固、心跳、神经的兴奋传达当中也是不可或缺的矿物质。骨骼内的钙会通过溶解进入血液，而血液中的钙也会进入骨骼。我们常听到的"骨质疏松"就是由于骨骼中的钙溶解量过多，导致骨骼脆弱，受到小冲击就会受伤或骨折。

骨骼也有造血功能。红细胞、白细胞、血小板就是由头骨、大腿骨、骨盆等大骨制造而成的。运动可以促进血细胞的生成，大家还记得吗？小孩、小狗、马驹、牛犊这类好动分子的玩闹就是一种运动。

请注意听以下内容。胳膊、大腿、脚踝、膝盖等各个骨骼末端都有生长板。在生长板关闭之前，骨骼会持续增长。儿时的嬉笑玩闹是通过刺激生长板促进骨骼增长的重要行为。

可是最近的孩子却沉迷在网络的世界，不愿意动弹，这一点很是让人忧虑。骨骼快速增长的过程中引发的疼痛称为"生长痛"。成长的过程当中，怎么可能一帆风顺？希望大家在面临困境时，用"生长痛"一词来安慰自己。

总之，我们身体的形态与骨骼息息相关。个儿高与个儿矮，不都是由腿骨、脊椎、颈椎的长度决定的吗？个子主要由腿的长度决定，而脸型或脑袋的形状则是由颅骨决定。当然，骨骼成长的过程中，下丘脑下方的脑下垂体分泌的生长荷尔蒙将起到关键作用。最近很多人为了长高而动手术。简单解释，就是切掉骨头，将其拉长。这都是为了拥有笔直的骨骼。

随着年老，骨骼会缩短和变窄，这是一种老化现象。人易老，总会改变一些东西。7根颈椎，以及构成脊椎的33根小骨逐渐减少，缩减个头儿，脊椎骨弯曲，使人驼背！这都是为了儿女付出的代价。望大家长大以后，孝顺父母，尊重长辈。

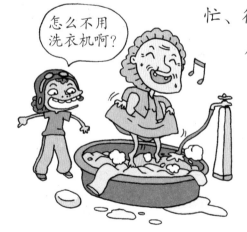

小时候妈妈说的一句话让我至今无法忘怀。当妈妈很忙、很累的时候，我跟她说了一句："妈，休息一下吧，别累坏自己。"但她却说："趁着骨头还听话的时候，多做点，要不老了就没的使了。"是啊，人老了，不仅皮肤会衰老，坚硬的骨头也会慢慢衰老。

❗ 宇航员需要坚持自行车运动！

躺在病床上的人，每过一周，他的骨骼会衰弱0.9%。同理，处在无重力状态下的宇航员，其骨骼内的钙和磷酸也会持续泄露，导致骨骼衰弱。因此，他们需要在宇宙飞船内持续自行车运动。

❓ 骨折后，是怎么连在一起的呢？

坚硬的骨骼受到巨大的冲击时，将不可避免地扭曲或折断。骨折也是分轻重的，比如手臂或腿上发生轻微的骨折倒是没什么大问题，但脊椎一旦骨折，会损伤脊神经，导致全身永远无法动弹。只要带有神经的骨骼发生骨折，至少会引起剧痛。

只要将错位或骨折的骨骼摆正，在不需要特别治疗的情况下，也能自行修复。因为，骨细胞会在折断的两端自行增长，填补两者的缝隙。但自行修复的速度很慢，需要持续戴3个月左右的石膏绷带，且不能移动分毫。希望大家玩耍时注意安全，过马路时小心车辆。

骨骼是内部器官的守护者。

颅骨和肋骨的守护对象是人体当中最为重要的。颅骨负责保护大脑，而肋骨则保护生命器官——心脏和肺，以及肝。所有的骨骼都是从软骨生成，再换为胫骨。假设它们一直停留在鼻脊、耳郭等软骨处，那就不存在所谓的脏器了。

大脑需要新鲜的空气

知识搜索：1. 拥有无穷秘密的大脑

2. 为什么大脑喜欢葡萄糖

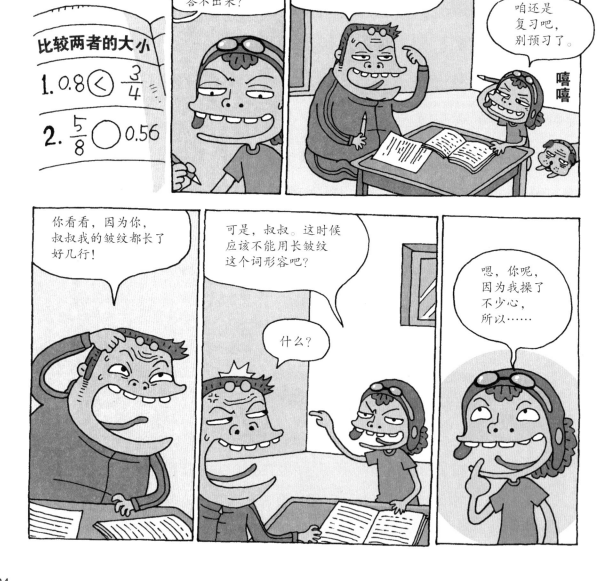

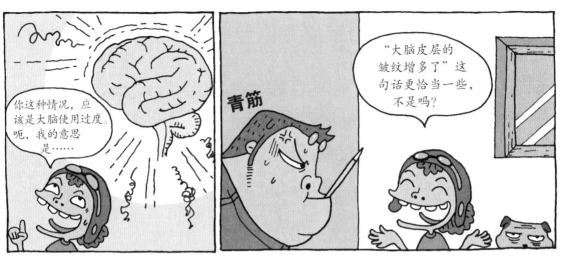

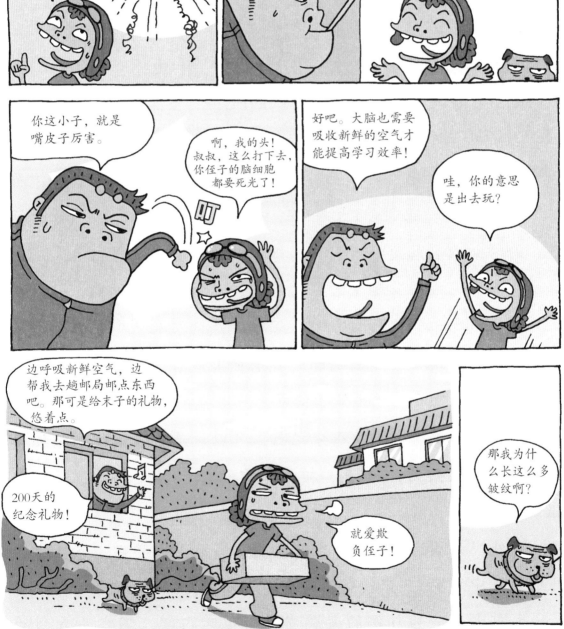

拥有无穷秘密的小宇宙——大脑

植物一直待在一个地方扎根生活，因此神经不够发达，但动物却需要寻找食物，需要拼命地为生存而奔波，所以拥有了足够发达的神经以及称为大脑的感觉系统。因此，大脑一损伤，人就会失去行动能力。

构成人类大脑的脑细胞足有1 000亿个。虽然其他组织的细胞一旦死亡都能再生，但唯独神经细胞、肌肉细胞、心脏细胞是无法再生的。细胞内部的细胞器——线粒体只能生存几个小时，而上皮细胞或白细胞则是7天左右，红细胞则是存活12天后重新诞生。即便如此，越是使用大脑，细胞的死亡速度就越慢。因此，多读书吧，它能帮你延缓大脑的衰老，预防痴呆的光临。学习好的同学无一例外地喜欢读书哦。领导者是读书人，先觉者也都是爱读书的人，这是毋庸置疑的。我很严肃地告诉大家，不读书的人，其人生成功率要远远低于读书者，历史早已证实了这一点。

大脑占据了整个脑的八分之七，可以说是占据了整个脑袋。大脑的重量大致为1.5千克，接近体重的2%，其表面积接近一张报纸。

另外，大脑的生理机能比其他器官高10倍。并且，消耗肺部吸收氧气中的20%，只因新鲜的空气是大脑生机的源泉。

大脑大致分为外侧的大脑皮层与位于内部、不容易看到的边缘系统。假如将大脑皮层比喻成判断、思考、理性的创作基地，则边缘系统就是控制下等动物主要拥有的本能行为的行为中枢。性欲、恐惧、依恋、开心、伤心在其他高等动物身上也有，在人类的大脑中，也是由边缘系统负责这一部分的。喝奶时，也主要是由边缘系统负责，大脑皮层则几乎不参与。喝奶、睡觉、尿尿……平时，边缘系统的本能被大脑皮层压制着，可一旦喝酒或兴奋，就有可能露出野兽的本能。这种情况，可以在大人身上看到。

大脑皮层上有许多皱纹，所以经常有人称它为"形似胡桃的宇宙"。皱纹的出现，也是为了使自身的表面积最大化。别小看这皱纹，它可是决定了你的智商（IQ）哦。智商是你们最敏感的、听到的次数最多的单词之一。皱纹越多，智商就越高。智商也是一种遗传，每个人都有智商，但先天性智商高的优势远大于后天努力提升的智商。这可以说是来自母亲的遗传吧。努力读书，让自己的皱纹更多一些吧！

前面有说过，大脑近似胡桃，仔细一看确实很像。吃胡桃的时候，可以看到中间有着一道深深的陷坑。

我们的大脑也是如此。大脑分为左右两半，左边的大脑称左半球，右边的则叫右半球，简称左脑、右脑。

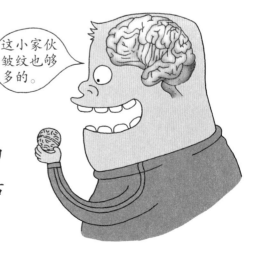

这小家伙皱纹也够多的。

男性的左脑发达，女性则是右脑发达，因此男性较为逻辑化、理性化，而女性则是感性、艺术感强。很有道理，不是吗？

大家应该知道，左脑负责我们右边的身体，右脑负责我们左边的身体。沿着背脊上升的感觉神经在软骨处反折，进入大脑，而大脑的运动神经也是在软骨处反折，沿着背脊下落。假如右身得了半身不遂，那就意味着左脑出现了问题。如右脑受到重创，左胳膊就动弹不得。

胎儿出生时，大脑相比其他躯体要大得多。因为头部过重，在子宫时期也是低垂着头，且从母体里出来的时候，也是先从头部开始冒出来。刚出生时，大脑的重量约在300克；成年之后，就能到达1.2~1.5千克。刚出生，脑神经细胞会一直分裂，这个过程只会持续不到一年就会中断。前面也说过，神经细胞只会持续死亡，而不再新生。相应的，拥有记忆功能的细胞也会死亡，所以才会出现健忘症这种病症。每一天，我的大脑都会有将近30万~50万个细胞迎来死亡。原来，我记忆的单词正一一沿着小便排出体外啊！

就算再怎么研究和使用大脑，至今我们才知晓了大脑1%的秘密。我想，用"充满神秘的宇宙"来形容大脑应该不为过吧？这些秘密，可都是大家的未来课程哦……

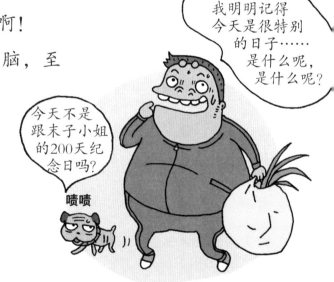

❗ 大脑喜欢葡萄糖!

大脑的生理作用过程中,葡萄糖的参与比重达到了70%。所以,才会建议大家学习的过程中多吃点糖。牙齿伤了,可以用假牙代替;但大脑伤了,该怎么办?最近,为了赶时间,很多成年人和学生都或多或少地不吃早餐,这个习惯是很伤大脑的。早晨空腹,大脑就得不到葡萄糖的供应而导致工作和学习效率低下,陷入疲劳状态。这一点希望大家铭记于心。

❓ 脑袋瓜子越大越聪明?

动物的体重不同,大脑的重量也是各不相同。比如,恐龙的大脑是躯体的两万分之一,大象或海豚的大脑则是躯体的两千分之一。与此相比,人类的大脑却是躯体的四十分之一。我们一般也是默认脑袋瓜子大的比较聪明。但这也不是绝对的,脑袋小但聪明的人比比皆是,大家不用较真儿。

智商不是全部。

爱迪生曾说过: "成功就是99%的汗水加1%的灵感。" 不仅如此,决定生活质量的因素当中,情商也起着举足轻重的作用。才能与品德都突出的人,我们一般称之为 "德才兼备" 。但我希望,大家能够成为品德高度凌驾于才能的人,这才是人类的至高境界。

膝盖的自主反射

知识搜索：1. 大脑不是唯一的脑
　　　　　2. 为什么运动选手的小脑极其发达？

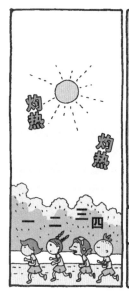

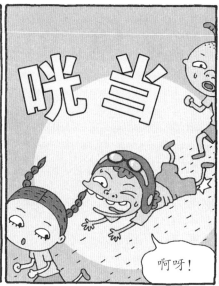

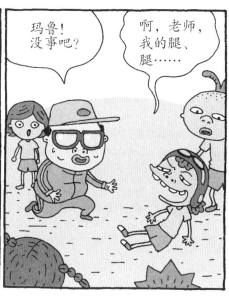

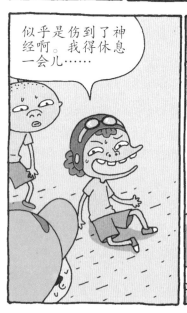

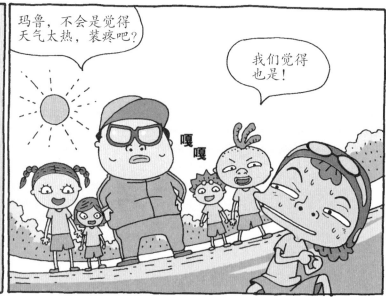

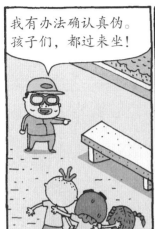

我有办法确认真伪。孩子们，都过来坐！

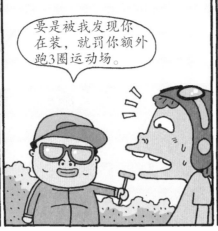

要是被我发现你在装，就罚你额外跑3圈运动场。

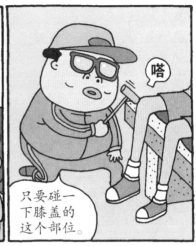

嗒

只要碰一下膝盖的这个部位。

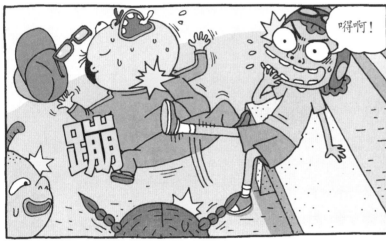

蹦

嗯啊！

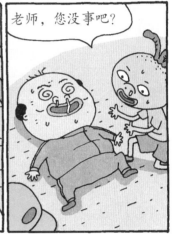

老师，您没事吧？

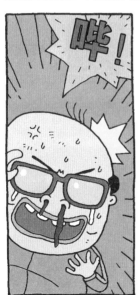

哗！

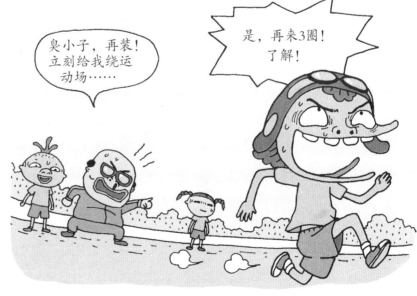

臭小子，再装！立刻给我绕运动场……

是，再来3圈！了解！

大脑不是唯一的脑——其他脑

调脑

小脑

末脑

脊髓

感觉系统的中转中心——间脑。

调整运动的小脑！

延脑是末脑！脊椎里有脊髓！

让我们看看大脑的下方。大脑像气球一样覆盖了整个头盖骨，而小脑位于大脑后下方。小脑也同大脑一样分成了左右半球，是中央的运动中枢。它的职责是通过调整胳膊和腿的肌肉运动，使人可以正常运动，并控制身体的旋转和方向感。因此，小脑与半规管、前庭深深连接在一起。就要被树枝或石头绊倒的瞬间，反射性地稳住身形时，也是多亏了小脑。这种情况下，大脑是不会有反应的，这被称为小脑反射。用另一句话解释，就是大脑只负责条件反射相关的行为，而其他脑中产生的反射则都是自主反射。记住这些知识点吧。

接下来，让我们用手指按下脖子后面的凹陷处，从下往上移动试试。碰到与头盖骨相连的位置了吗？延髓就在此处。对接下来的话不要惊讶。在屠宰场宰牛时，屠宰人员会用一个小锤子，用力砸牛角之间靠后的位置，牛瞬间栽倒在地，只因延髓就在此处。延髓可以比喻为高速公路中的互通式立体交叉道，简单来说就是调节心跳与呼吸的中枢。人类的延髓受到创伤，也会面临死亡，所以被称为生命中枢。它除了上述职能，还负责收缩、扩张血管、呕吐、咳嗽、打喷嚏、打嗝等反射。这就叫延髓反射。

大脑和延髓的连接部位就是间脑。间脑位于大脑的下面,又分为丘脑与下丘脑。丘脑从5种感觉器官那里接收刺激后,传递给大脑,很像一个中转中心。丘脑下方的下丘脑,则是负责食欲、血压、体温、睡觉、口渴,以及水分平衡和性欲的调节中枢。我之前以为只有大脑才是脑,现在才知道原来还有负担如此复杂工作的其他脑!

❓受到脊椎保护的脑,你听说过吗?

最后,让我们瞧瞧从脖子延伸而下的脊髓吧。脊髓的作用,是将感觉神经受到的刺激传递给大脑,再将大脑的指令传达至运动器官。脊髓会受到脊椎的保护。当身受重伤的患者进入医院急救室时,医生会用手扒开患者的眼皮,再用小手电照射眼球。然后,用小锤子击打膝盖或脚后跟。假如有反应,则表示脊髓没有大碍。这被称为脊髓反射或膝盖反射。

运动选手的小脑极其发达。

像姚明、刘翔这样极具天赋的选手,其小脑是极为发达的。小脑是调整身体均衡的中枢。就像演奏乐器一样,通过长时间的练习和训练,将相关信息储存在小脑当中,才会使那些选手异于常人。如果小脑受伤,你的手脚就会罢工,不再像之前那样,恭敬地听令于你。

自主神经情不自禁地就……

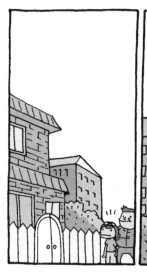

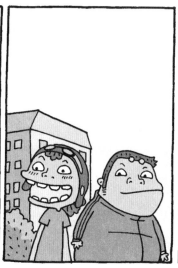

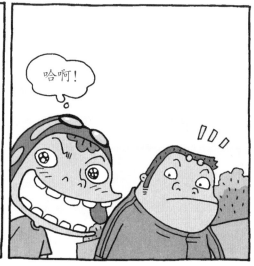

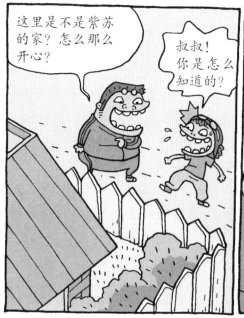

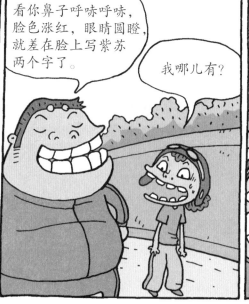

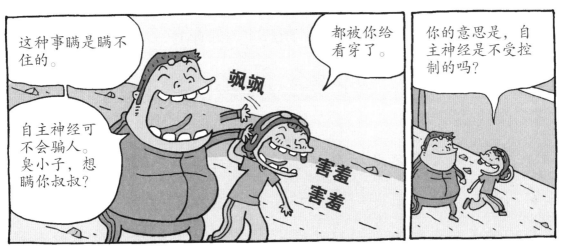

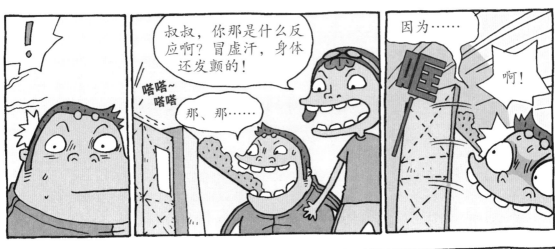

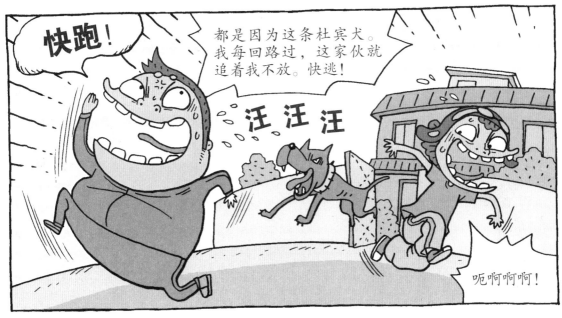

需要多加注意的
神经系统

"你的神经是不是被烧坏了？""神经病！""你是不是神经有问题？"我们在平时的对话中，很喜欢用神经这个词。压力这个词也是越来越常见。这个年代，每个人要承受的压力越来越大，对神经的韧性要求越来越高……

除了皮肤形成的毛发和手脚指甲，神经无处不在。大部分细胞只有在显微镜的帮助下才能看到，但大腿至小腿下方的坐骨神经等是我们身上最大、最长的神经了，可以达到1米。天啊！一个细胞居然能这么长？这算是极其特殊的例子。

大脑与背脊同样是由细胞构成，其神经细胞又称为神经单位。神经可以比喻为传达刺激的电线。现今，虽然流行使用无线电话，用无线网络收发数据，但建筑物内部仍安装着密密麻麻的电线。

神经细胞，其核心——细胞体内含有核，且内部分有树突与轴突。通常，神经细胞和其他细胞有所不同，它的轴突很长。神经不像电话线或电线那样是一条长长的线，而是一群细胞连接

细长的
神经单位

在一起，构成从头到脚的线路。神经细胞与神经细胞之间的连接部位称为突触。结果就是，一个细胞的树突与另一个神经细胞的轴突末端相连，而两者的空隙则会分泌兴奋传达物质——乙酰胆碱、血清素、多巴胺。

神经根据其功能，大致分为3类。即，将各类感觉器官传过来的刺激传达至大脑与背脊（中枢神经）的感觉神经，构成中枢神经的联络神经，将中枢神经的命令传达至运动器官——肌肉的运动神经。

另外，神经根据分布的领域又分为三类。即，称为神经中心的中枢神经（大脑与背脊），分布在全身外围的感觉神经末梢神经，从中枢神经延伸而出、扩散于内脏的自主神经。末梢神经如字面上的意思，就是神经纤维的末端部分。它分布于眼睛、鼻子、耳朵、嘴、皮肤的五官上。眼睛和手指受到中枢神经的支配，得以实现眨眼与握拳等行为。还是那句话，神经无处不在。

可是，自主神经却不受中枢神经的支配。自主神经分布于内脏。所有内脏皆连接着两种神经。用胃来举例吧。之前有说过，胃是由韧性极强的肌肉构成的口袋。胃的内部，由上皮组织覆盖，分布着交感神经与副交感神经等两种自主神经。

另外，作为结缔组织，由血液供给养分和荷尔蒙。就这样，人的内脏分布着交感神经与副交感神经两种自主神经。心脏也不例外哦。

在座的看官当中，有谁能让心脏停止，或肚痛时能让胃移动？有的话，请站出来让我瞅瞅！这是连魔术也无法实现的梦！散布在内脏中的交感神经、副交感神经可以自行调节内脏活动，无须得到大脑的命令。因此，才会被我们称之为自主神经。当你熟睡时，大脑也在休息，然而心脏却能24小时运作，胃也在自主消化内部的食物。

　　交感神经会分泌称为肾上腺素的物质，而副交感神经则会分泌一种叫乙酰胆碱的物质。当你处于兴奋或不安的状态下，心跳是不是会加快？这是由于交感神经受到刺激而分泌肾上腺素的结果。相反，当你觉得心态逐渐稳定时，是由于副交感神经分泌了乙酰胆碱。

　　希望同学们跟其他朋友聊天时，用他们做实践对象，运用从这本书上学到的生物学知识。比如，对方的话让你恼火时，用"别刺激我的交感神经"这句话代替"别挑衅我"，或者说"我的肾上腺素都被你惹出来了"。这种隐喻法，有助于大家磨炼心胸、提高幽默度哦。

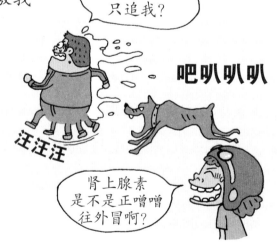

为什么只追我？

吧叽叽叽

汪汪汪

肾上腺素是不是正噌噌往外冒啊？

❓ 如果心脏持续兴奋状态，会怎么样？

兴奋或运动时，会消耗大量的能量。如果一直兴奋，一直运动，心跳一直加快，会发生什么样的事？最终，心脏会过度疲劳，陷入麻痹状态，也就是死亡。为了防止这种情况，我们的身体会想方设法地保持体内的平衡。比如，当知晓心脏的疲劳时，副交感神经会立刻分泌乙酰胆碱，降低心跳速度。这样的互反作用称为拮抗作用。所有内脏的活动与功能都是通过这种方式进行调节的，是不是很神奇？

❗ 要正确区分背脊与背椎！

如果大家还有难以区分的两个单词，那肯定就是背脊与背椎！背椎就是背部的骨骼，而背脊则是背椎内部的神经团。大人有时候会将牛的大脑和背脊煮熟后，一口吃下。这都是脂肪团，有可能引起腹泻，需要注意。牛骨放汤里一煮，就会产生厚厚的一层油，这可都是背脊内部的脂肪哦。

神经是兴奋的传递通道。

不同的生物种类，其神经的兴奋传递速度是不一样的。比如，人类一秒可以传递约120米，而青蛙则是25米。物种等级越高，兴奋的传递速度就越快。轴突周围，如存在脂肪物质（髓鞘）的神经膜，则此类神经称为有髓神经，没有则是无髓神经。其中，有髓神经的传递速度比无髓神经快得多。

由于脑袋太大而伤心的叔叔

知识搜索：1. 对人类最重要的是大脑

2. 万物之灵也是可以复制的

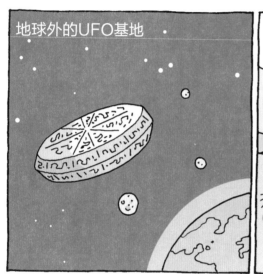

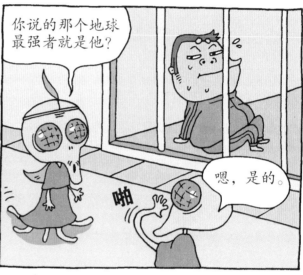

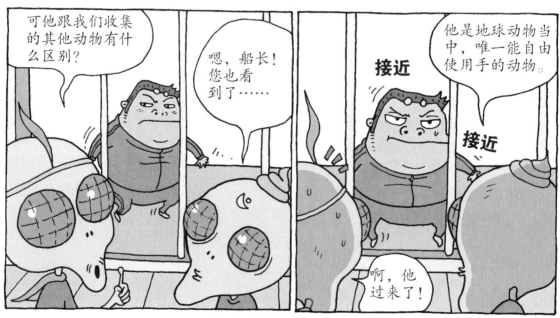

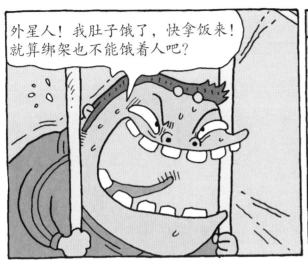

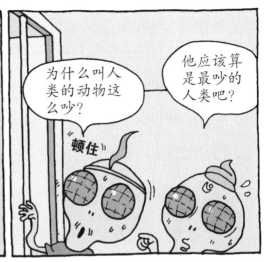

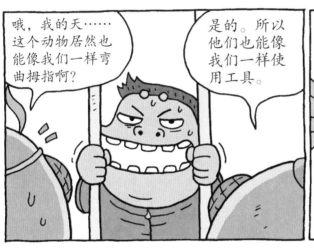

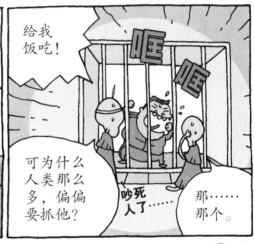

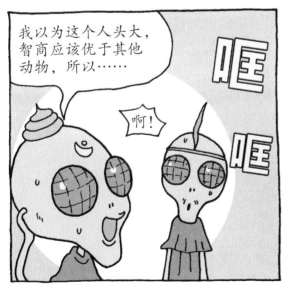

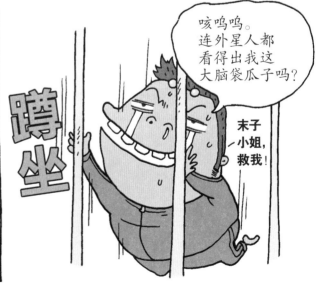

万物之灵——人类

这一章的内容主要是讲人类与动物的差异，以及进化的差异；并非讲述人类会使用语言、会用火、会用道具等，而是人体的结构上与动物的差异性在哪儿。读下去的过程中，希望大家在脑海里想象一下我们的祖先那样的灵长类。

人类是依靠后腿直立行走的。背椎从侧面看是S形，因此可以实现直立。原本的四条腿爬行，到现在的两条腿走路，人类的手得到了释放，这就叫直立行走。但直立行走也是有代价的，比如我们会得痔疮或颈椎病，因为体重全都压在了大腿上。

额头外凸，使得脸部面积缩小，大脑容量增加。随着眼部上方平坦，两眼的间距缩小，使鼻子挺立，颚骨末端凸起、尖锐。

另外，人类的牙齿要小于其他动物，尤其是犬齿。肉食动物的犬齿最为发达。而人类的尾骨早已退化，只能在胎儿时期看到。

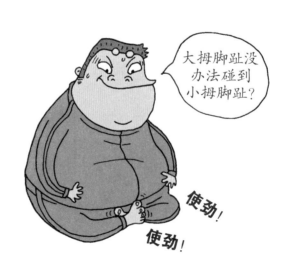

❓ 如果手指跟脚趾一样无法相互碰触，会怎么样?

　　人类的最大特征是拇指可以碰到其他手指。因此，人类才得以制造精致的物品，并使用道具。大猩猩、黑猩猩、猩猩等灵长类动物也可以实现这一点，但没有人类那么精细。当你尝试用脚抓东西的时候，就能体会到手有多发达了。有了手之后，我们可以拿着东西画画，留下记录，实现文明。

❗ 对人类最重要的是大脑!

　　相比体重，大脑容量增加，意味着智力的发达。这就是人类成为万物之灵的关键所在。不仅如此，头盖骨的变薄，也变相地增加了大脑的生存空间。通常，颅骨越大，智商就越高。大脑的发达也提高了手的精巧度。我们，真应该庆幸自己是人类!

万物之灵也是可以复制的。

　　单卵双生，是指一个受精卵在胚胎发育的卵裂时即裂开为两个晶胚，再分别发育为个体的生殖方式或过程。利用这一点，对卵子与精子进行人工授精后，分为两个晶胚，放入代孕母体的子宫里进行培养，这就是所谓的克隆人。此种行为是人类的禁忌!